Le mâle hyperfertile

Julien Lezare

Le mâle hyperfertile

Roman

À PROPOS DE L'AUTEUR

Julien Lezare est un écrivain français né à Strasbourg en 1984.

Il a intégré le comité de lecture de la Revue Saint-Ambroise en 2017. Il a fondé la revue Hymne en 2023.

Le mâle hyperfertile est son troisième roman.

*

julienlezare.com
hymne.eu

*

Correction : Calligraphus
calligraphus.fr

ISBN-978-2-37799-025-2

1

Lors des six premières séances de sa psychothérapie, Daphné Kennex s'était présentée comme une employée au consulat des États-Unis, à Strasbourg.

Elle avait quarante-huit ans, des insomnies, et les problèmes habituels liés à ce moment de l'existence : sentiment d'une perte d'attrait sexuel, enfants qui ne sont plus du tout des enfants, basculement dans la jeunesse de la vieillesse.

Elle cherchait un psychologue qui parlait anglais et pouvait l'aider à passer ce cap.

Septième séance, *good morning*. Elle enchaîne, après s'être assise :

– J'ai menti. Tout est faux.

– Vous exagérez, on ne peut pas mentir à ce point-là.

– Mon métier, c'est chasseuse de têtes. Je travaille pour quelqu'un qui a un projet éducatif. Il cherche un psychologue, assez jeune, dont le français est la langue native. C'est plutôt bien payé. Je crois que vous avez le profil.

– Un projet éducatif...

– En admettant que je puisse vous le prouver, auriez-vous un éventuel intérêt ?

– Je sais pas.

– C'est inattendu, elle avait souri. Monsieur Vogel, posez-vous cette question : pourriez-vous abandonner votre situation au profit d'une mission de longue durée ? Vous ne travaillerez pour personne d'autre. Moins d'heures. Revenus multipliés par trois. Essayez d'imaginer, c'est sans risque, imaginer.

– Je suis littéralement payé parce que l'imagination des gens leur pose des problèmes.

Elle m'avait laissé un papier dans une enveloppe, en me demandant d'étudier les conditions.

Elle reviendrait à l'heure habituelle, le mardi suivant.

Je devrais rendre ce papier, et poser mes questions.

2

La feuille ne comportait aucun nom. Elle n'était même pas signée.

Ça ressemblait à un délire.

Voici les conditions indiquées sur le papier de madame Kennex :

- Vous ne travaillerez que pour ce client. Vos autres relations professionnelles devront cesser dans un délai de deux mois.
- Vous suivrez la vie et l'évolution psychologique de trente familles environ. Vous serez en contact vidéo avec la mère de chaque famille, dix minutes par semaine.
- Votre objectif sera de veiller au développement harmonieux des enfants, de leur naissance à leur entrée dans l'âge adulte, en vous adaptant à leur personnalité. Contrairement au travail habituel de psychologue, vous pourrez donner des conseils à condition qu'ils soient réfléchis. Vous agirez de manière responsable, sans interventionnisme.
- Vos conversations seront enregistrées. Elles ne seront utilisées qu'en cas de besoin. Vous ne serez pas surveillé.
- Vous pourrez demander à parler seul avec un enfant si vous le jugez nécessaire. En cas de problème, vous ferez remonter l'information au référent qu'on vous indiquera.

- Vous rédigerez une brève note mensuelle, présentant l'évolution de chaque enfant.
- Travail de très longue durée, ou plutôt travail d'une vie.
- Vous serez payé cent euros mensuellement par famille. Pour une heure environ de travail, par mois.
- Vous serez présenté auprès des familles comme un conseiller éducatif. Le terme de psychologue peut perturber certaines personnes ou créer des crispations évitables. Il ne faudra pas l'employer.
- Nous pourrons vous aider à mettre en place une société offshore afin de limiter l'effort fiscal.
- Important. Le salaire compte le prix de votre silence. Vous ne parlerez à personne de votre travail. Vous mentirez à vos proches.
- Vous ne pourrez ni vous marier, ni avoir d'enfants, ni entamer une relation amoureuse le temps de votre mission. Vous vivrez seul et ne vous ferez pas remarquer dans la vie publique.

3

C'est lorsque je marche que j'ai parfois la sensation d'être un peu intelligent. Je me baladais souvent le samedi, un carnet dans la poche de ma veste, pour noter mes pensées sur la semaine qui venait de s'écouler. Il arrivait qu'il en sorte quelque chose.

Au sujet de Daphné Kennex, on pouvait évoquer six possibilités :

- ☐ Mythomanie, ou besoin d'attention qui lui bouffe la vie.
- ☐ Éventuel trouble de type dissociation de la personnalité, auto-création d'une réalité alternative.
- ☐ Test pour un recrutement par un agent du renseignement américain. Elle avait une aisance et un accent trop parfait pour avoir menti sur sa nationalité. Hypothèse ridicule, je ne présentais a priori aucun intérêt.
- ☐ Volonté délibérée de me nuire pour une raison à déterminer. Je ne me connaissais pas d'ennemi, certainement pas au point de m'inciter à quitter mon travail, et jouir de me voir tout perdre. Le fait était que j'exerçais un métier dans lequel une situation improbable en temps normal devient, dans une carrière, tôt ou tard plausible.
- ☐ Blague. Elle s'ennuie, elle a envie de rigoler, ça tombe sur moi. Cela finirait, je l'espérais, par vite se voir.

☐ Dernière possibilité. Elle disait la vérité.

Il fallait préparer quelques questions, ne serait-ce que dans un cadre thérapeutique. Si son histoire était bancale, ou laissait apparaitre des contradictions, je tirerais des informations sur une éventuelle pathologie.

Je m'étais assis à l'ombre, sur un muret de la place Kléber, à écrire des idées pour notre prochain rendez-vous, en regardant les gens fouiner dans les bacs des bouquinistes. Ce petit rassemblement de libraires d'occasion constituait l'un des rares îlots d'intelligence dont l'observation avait le mérite de ne pas vous déprimer.

On pouvait difficilement dire la même chose d'à peu près tout le reste de la ville. Le samedi après-midi, jour de culte de la consommation, avait remplacé la messe du dimanche matin. C'était un moment de sociabilisation, d'hyper-conformisme, d'assujettissement allant se noyer dans l'apparence de vérité de la foule.

La médecine s'évertuait à soigner comme elle pouvait les milliards d'humains que le système économique empoisonnait le plus lentement possible. Dans l'ensemble, l'argent et le temps étaient gaspillés.

C'était mieux que les bombardements de la Seconde guerre, la peste qui emporte la moitié de la population ou l'analphabétisme général sur des millénaires.

Notre monde était déprimant, mais on se plaignait plutôt à reculons.

Deux jeunes femmes s'étaient assises à un mètre. L'une d'elles avait rapidement lâché un pet. Ou alors c'était le bruit d'ouverture de sa petite bouteille de Coca. Mais ça ressemblait davantage à une flatulence. Elles s'étaient mises à discuter de nourriture, de chiens, de situations de la vie qui ne rendent pas triste. Puis de notes moyennes, de formation en alternance, de profs de remplacement.

Mes patients, même quand je les trouvais pénibles, faisaient pour la plupart un petit effort pour aller mieux. La foule ressemblait à un tourbillon d'êtres qui ne déployaient aucun effort pour aller nulle part.

Signe de misanthropie manifeste.

4

Daphné Kennex était revenue le mardi. J'étais assez curieux d'en savoir plus, tout en craignant sa réaction si je me montrais ouvertement dubitatif. Je masquais mes sentiments mitigés. Enfin, j'espérais que j'avais une tête indéchiffrable. Parfois, on a juste l'air ahuri ou involontairement sarcastique, en particulier avec les patients scrutateurs.

— Alors, c'est vous qui répondez aux questions aujourd'hui ? je lui avais demandé.

— Oui, voilà.

— Avez-vous une preuve qui pourrait appuyer votre...

— Six mois payés d'avance. Dix-huit mille euros. Net d'impôt. Par virement bancaire. Il n'y a pas meilleure preuve.

Trois fois mon revenu habituel, pour trois fois moins d'heures de travail. C'était absurde. Et tentant. Et inquiétant. Mais le concept paraissait tentant.

Comme je ne répondais pas, elle avait poursuivi.

— Il est probable qu'après un certain temps, disons un an et demi, vous arriviez à une soixantaine de familles. Cent euros par mois par famille. Six mille par mois. Deux à trois heures par jour, si vous acceptez de travailler du lundi au dimanche. Vous me suivez ?

— Je crois. Madame Kennex... c'est votre vrai nom ?

— Non.

— Comment je dois vous appeler ?

— Madame Kennex. De toute façon, on ne se reverra plus. Il est naturel que vous vous posiez des questions sur les troubles psychologiques qui pourraient me conduire à...

— D'accord, donc...

— Je ne peux pas parler de l'identité de mon client tant que rien n'a été signé. C'est un homme, il est riche. Pourquoi je vous ai choisi ? Vous avez trente-et-un ans, l'énergie est un critère important. Beaucoup de psys ne sont pas de première jeunesse. Vous cochez toutes les cases au niveau de la fiabilité. Ne me demandez pas comment je procède. Vous n'avez pas d'attaches familiales particulières ?

— Je préfère ne pas répondre.

— Monsieur Vogel, je sais que vous êtes célibataire. Ne le prenez pas mal. Facile à savoir en général. Diplôme en psychologie du développement, cursus qui correspond à nos besoins. Vous parlez français, la maîtrise de l'anglais est obligatoire. J'ai cinq candidats, à partir d'une liste de deux-cents noms. Vous êtes mon premier choix. Je préférerais que vous acceptiez.

Un silence s'était installé, avant que je n'ose demander :

— Si je signe la clause, je m'engage à quoi ?

Je ne savais plus vraiment ce que je faisais, si je conservais la neutralité professionnelle requise, si j'explorais les motivations de la patiente pour comprendre les enjeux émotionnels ou psychologiques sous-jacents, ou si je me mettais lentement à croire à la réalité de ce qu'elle proposait.

— À vous taire.

— Disons que me taire fait partie de mon métier. Vous pouvez me passer la clause de confidentialité. Je n'ai pas donné mon accord, vous m'avez compris...

— Je ne l'ai pas sur moi. On a des procédures à respecter. Je dois confirmer ça avec quelqu'un. Je peux revenir demain ?

5

Daphné Kennex était repassée avec la clause de confidentialité le lendemain à midi quinze. L'impression était analogue à la lecture de la notice d'un médicament avec une liste d'effets secondaires interminables. On avait envie de tout mettre à la poubelle et de passer à autre chose.

– Vous avez fini ? elle avait demandé, pendant que je regardais un mur.

– Oui, oui.

– Mon patron vous attend, elle avait légèrement souri, en agitant son smartphone.

– Je préfère en rester là, je crois.

– Et moi, je crois que vous privilégiez l'hypothèse qui vous semble la moins couteuse. Fuir n'est pas toujours le plus intelligent. Si nous étions amis, je vous dirais de signer. Vous ne risquez rien.

J'avais relu en vitesse le document, qui pouvait se résumer en « taisez-vous ou on vous démolira de manière parfaitement légale ».

J'avais fini par dire oui. C'était vraiment théâtral son histoire, difficile à prendre au sérieux. Elle avait appelé, me précisant que la conversation se déroulerait en anglais, avant de me passer le téléphone.

– Monsieur Vogel ? avait dit un homme.

– Oui.

– Bonjour, merci de m'accorder cet entretien. Excusez-moi, je ne peux pas donner mon nom. Je peux vous appeler Jonathan ?

— Oui.

— J'ai fait traduire et résumer par IA votre thèse, *Corrélation entre sécurité économique familiale et développement des traits de personnalité chez les adolescents.*

— Oui.

— C'est ce que je cherche. Pluridisciplinarité, long terme. Voilà Jonathan, je fournis la première partie de l'équation sur le sujet de votre thèse, les enfants et l'argent. Vous veillerez à la seconde, qu'ils se développent bien, deviennent des adultes sensiblement moins débiles que ceux qu'on a en moyenne aujourd'hui. J'aime l'aventure, je ne veux pas d'une vie de riche à l'ancienne. Je dis ça pour répondre à la question que vous devez vous poser, pourquoi je fais tout ça... Vous en pensez quoi Jonathan ?

— Je sais pas, j'écoute. Aucun patient ne m'a jamais fait signer ça.

— Personne ne vous paiera cent euros pour quarante minutes de travail par mois. Vous le savez, il y a trop de gens qui font des enfants et qui sont des éducateurs médiocres. C'est difficile, la pauvreté entraîne souvent des mauvais choix. On vit dans un monde impitoyable. Je suis né dans une famille américaine de la petite classe moyenne. Mère au foyer. Père électricien. J'ai monté une entreprise, j'ai travaillé, j'ai vendu, j'ai investi. J'ai trop d'argent. La conclusion que j'en ai tirée, c'est que je dois mettre mes moyens au bon endroit. Chez vous, en France, une famille sur cinq est monoparentale. Pareil aux États-Unis. On a les taux les plus hauts dans le monde. Ces femmes ont plus de problèmes financiers que celles en couple. Aidez-moi, enfin aidez ces femmes et les enfants. Je vous offre de l'argent, de la sérénité, du temps libre. C'est la denrée la plus rare dans les métiers intellectuels. Vous pourrez lire ou écrire. Pas sur notre projet, évidemment, mais tout le reste, faites ce que vous voulez, je m'en fous.

– Pourquoi cet intérêt pour la France ?

– C'est un beau pays, qui a des problèmes, mais qui est exagérément pessimiste. Nous avons déjà un programme ici et quelques pays anglophones. On veut voir comment ça fonctionnerait dans un cadre européen. Le choix des pays francophones est assez logique. France, Belgique, Suisse, Luxembourg, Monaco, Québec, au niveau du PIB par habitant en zone démocratique, difficile de trouver mieux. Anglais, français, les deux grandes langues de la démocratie. Ce critère est important. Je vais pas aller en Russie, en Iran... aucun sens.

– Vous sélectionnez des familles monoparentales. Vous leur donnez de l'argent.

– Oui.

– Vous les connaissez ?

– Pas personnellement. On les choisit selon certains critères. Je peux pas en dire plus.

– Vous avez un psy qui travaille sur ce programme, aux États-Unis.

– Oui voilà.

– Je peux lui parler ?

– Non, confidentialité.

– Vous attendez quoi en retour, de ces familles monoparentales ?

– Ce que j'ai dit avant, fabriquer des adultes équilibrés. Je ne couvre pas les mères d'argent. Je veux des enfants en mesure d'affronter le monde. On se débrouille pour qu'économiquement ils soient autour du quatrième décile.

Qu'ils puissent vivre sans inquiétude de type matériel, mais sans avoir le monde à leurs pieds. La seconde partie, c'est la vôtre, les accompagner dans leur développement, à long terme. Vous n'êtes pas connu, votre départ n'attirera pas l'attention. Vous allez adorer ce travail. Si ça ne vous plaît pas, vous partez. C'est pas une prison. Je respecte mes collaborateurs. J'attends la même chose en retour. Vous vous engagez à vous taire, ce qui est normal, fin de l'histoire.

– Vous avez déjà des enfants en France ?

– J'aimerais arriver vite à vingt.

Nous avions raccroché.

La fausse Madame Kennex m'avait donné quelques indications pour les jours à venir, elle était repartie.

6

Dès que je traversais un pont dans la ville, j'étais pris par l'envie de jeter mes clés, mon téléphone, mon portefeuille dans l'eau. Ce n'était pas nouveau, cette pulsion était apparue voilà des années. Parfois, j'étais tenté de me saisir du premier humain venu pour l'envoyer par-dessus bord. Tout cela devait démontrer une insatisfaction considérable sur énormément de sujets.

J'avais pris le tram pour revenir au centre-ville, place Kléber. Il n'y avait pas d'endroit plus pur que les transports en commun pour observer l'étendue des solitudes.

Même en étant un peu en harmonie avec son cerveau, on devait, avant de s'ouvrir sincèrement à un autre humain, affronter le risque de passer pour un fou ou un alcoolique.

La plupart des gens regardaient leur téléphone.

Ceux qui s'exprimaient avec un inconnu s'en tenaient à des sujets préétablis, fondés sur leur innocuité. La météo était un proxy apprécié.

On dérivait l'anxiété née de l'incapacité à maîtriser quoi que ce soit. Si on était téméraire, on osait une ironie gentillette.

Puis il y avait l'autre bout du spectre, souvent des jeunes hommes, agressifs tant par le verbe que le geste, se montrant par ailleurs d'une susceptibilité paranoïde insupportable.

Brutalisme public et sentimentalisme privé. Intérêt ? Aucun. Sauf à considérer le gaspillage comme un dénouement tolérable.

Assis sur un muret en centre-ville, au milieu de centaines d'individus qui survenaient et disparaissaient chaque minute, je me disais que tous ces gens avaient un anus à leur disposition.

Il me vint l'image du tas d'excréments quotidien que cela représentait, si on énonçait l'hypothèse qu'ils se mettent à déféquer au même endroit. C'était abstrait, plus ridicule que dégueulasse dans mon esprit. Ce n'était pas le moment de penser à tout ça, j'avais une décision à prendre.

Ce qui était dégoutant, c'était qu'ils bouffaient n'importe quoi, qu'ils allaient aux toilettes pour déposer leurs bouses, qui, plutôt que retourner à la terre pour la nourrir, étaient éliminées par un système complexe et énergivore de stations d'épuration. C'était un symbole intéressant du cercle vicieux dans lequel s'empêtraient les organisations humaines contemporaines, un flux de merde évitable, infertile, du début à la fin, sans grand moment de beauté, ni de sérieux ou d'ailleurs de légèreté. Rien que de la tristesse niée.

Je pensais à Aron, pour qui la vertu suprême était de regarder en face l'inhumanité sans perdre foi dans les hommes.

Bref, je réfléchissais très mal, ou du moins, à des choses sans aucun rapport avec ma situation.

On pourra me juger comme on le voudra. Je mentirais si je disais que quelque chose ne me répugnait pas un peu, même si je ne pouvais pas nommer quoi. Je mentirais encore si j'affirmais que ce projet éducatif n'avait pas quelque chose d'intrigant. Je mentirais évidemment si je ne précisais pas que l'aspect financier était de nature à me rassurer, sinon à me décider.

La trentaine passée, j'avais jusqu'alors intégré, que toute ma vie, je ne pourrai prétendre qu'à des revenus situés autour de la médiane nationale. Et encore, je n'attendrais ce niveau que si je sortais de mon dilettantisme. Ce n'était pas encore le cas.

Pour l'instant, j'étais à peine au-dessus du seuil de pauvreté. Je courais le risque de finir sans domicile, un peu par hasard. Si quelques clients ruinaient ma note sur Google par exemple.

Je n'avais pas choisi la psychologie pour m'enrichir. Je m'étais engagé vers ce métier parce que c'était pas mal quand on était curieux, qu'on privilégiait le temps libre au statut social.

Je vivais à trente-et-un ans dans un studio qui me faisait assez honte. Quelle famille pouvais-je espérer fonder dans cet appartement dont on faisait le tour en six secondes ? Non pas que l'idée de fonder une famille ou former un couple m'obsédait. J'aurais toutefois apprécié qu'elle soit envisageable.

Il était hors de question de déménager à quarante kilomètres de mon lieu de travail pour louer un logement plus grand. C'était déplacer le problème sur le coût du transport et éloigner l'accès aux ressources culturelles. Je ne voulais pas m'alourdir de la possession et l'entretien d'une voiture.

À l'époque de cette proposition de contrat, je gagnais de mille à mille trois cents euros nets par mois. J'étais moins bien payé qu'un éboueur. Nous avions des métiers semblables, décharger les déchets qu'accumulait la société, les souffrances évitables qu'elle s'imposait obscurément.

Je m'étais dit, *s'ils m'envoient l'argent, j'y vais.* Si aucun virement n'arrive, tant pis, je reste pauvre, j'ai mes patients. Il y aurait une fin à cette histoire. Et il y avait des problèmes pénibles dans le monde. Cette histoire n'en faisait pas du tout partie.

Je ne voulais pas m'exiler. À tout hasard, j'avais demandé si on pouvait m'aider à me loger dans un appartement plus agréable, à Strasbourg, qu'on se porte garant pour moi.

On m'avait proposé par email cinq appartements. Je croyais à une erreur, c'étaient des biens à vendre et non à louer. J'avais écrit que je n'avais pas les moyens. On m'avait répondu que ce n'était pas une erreur.

J'avais sélectionné un appartement quai des Bateliers. L'Américain l'avait acheté et me l'avait loué gratuitement pour un an.

Cela lui revenait moins cher que de m'aider à m'installer dans un paradis fiscal. Tout le monde était content.

La location avait été signée avec le contrat de travail. Il m'avait fallu deux mois pour être convaincu qu'il n'y avait pas d'arnaque. J'avais conservé mon ancien studio entre-temps, au cas où.

Dix-neuf mille deux-cent euros étaient apparus sur mon compte courant.

J'avais donné congé de mon bail de la salle de consultation que je partageais dans un cabinet pluridisciplinaire.

J'avais prétendu vouloir me réorienter. Il y a tellement de gens exerçant des professions médicales qui n'en peuvent plus, il n'y avait là rien d'original.

7

Les enfants étaient âgés de quelques mois à quatre ans. Certains pleuraient, hurlaient ou faisaient davantage n'importe que les autres. Comme depuis la nuit des temps.

Les mères ne faisaient souvent rien qui justifiait d'avoir des petits plus agréables ou plus pénibles.

J'avais vite compris qu'on avait notamment choisi ces femmes pour leur capacité à intégrer et appliquer, pendant des années, quelques mesures éducatives. Ce qu'on pouvait résumer par un équilibre entre bienveillance et fermeté. Et en second lieu, d'éviter de sombrer dans la culpabilisation à tout sujet.

Avec un ou des enfants en bas-âge sous sa responsabilité, n'importe quel humain des temps modernes ressent une anxiété au mieux modérée. Un enfant nait un peu comme un investissement. Pas nécessairement dans le sens financier du terme.

Cette pression est telle qu'un couple sur quatre se sépare dans les trois années suivant la naissance de leur premier enfant. On m'avait précisé qu'il ne fallait jamais évoquer les anciens conjoints. L'objectif était de se concentrer sur les années qui arrivaient, qu'elles se déroulent bien.

Chaque jour apportait son lot de tensions. Chaque semaine, l'une ou l'autre mère semblait manifester un désir de jeter un gamin par la fenêtre. Aucune n'allait le faire. Aucune ne le formulait. Je constatais, sans être omniscient, une absence assez générale de traumatismes évitables.

Les mères touchaient une prime. En France, c'était deux mille euros par mois, par enfant. Elles ne souffraient pas de difficultés financières ou de logement. Elles n'avaient pas à courir derrière une pension alimentaire mal ou non payée. Elles n'avaient pas ou peu besoin de services d'aide sociale.

Elles n'avaient pas à réfléchir à la conciliation de leur emploi du temps familial et professionnel. Il n'y avait aucune garde alternée.

Pour résumer, elles avaient moins honte que les autres mères seules.

Celles qui commençaient à se sentir débordées pouvaient payer une assistante, à condition de tout conserver secret du programme que suivaient l'enfant et sa mère. La crèche n'était pas autorisée. On craignait les mauvais traitements.

Il restait le sentiment d'isolement, éventuellement de stigmatisation des mères célibataires.

Pour la solitude, je m'inquiétais rarement. J'avais l'habitude avec mes anciens patients. Les humains en Occident se sentaient seuls. Je me sentais seul. On déposait des sparadraps sur une nécrose.

Ceux qui voulaient discourir à ce sujet discouraient plutôt dans le vide, on ne savait pas faire mieux.

Il fallait traiter quelques addictions, notamment aux réseaux sociaux.

Il fallait aider à nuancer des croyances irrationnelles ou calmer des petits débuts de panique, en particulier avec les bébés hurleurs intempestifs ou qui dormaient n'importe comment.

Les mères étaient dans l'ensemble plus faciles à gérer que mes patients. Elles avaient voulu leur enfant. C'était un sens qu'elles avaient donné à leur vie. Elles avaient un côté guerrières à nourrissons.

8

Les sept années précédant cette nouvelle expérience, j'avais travaillé à mi-temps en centre médico-social, et à mi-temps en cabinet partagé.

J'avais suivi un homme de quarante-cinq ans, responsable d'un accident sur l'autoroute. Son fils de neuf ans n'avait pas survécu.

Une femme de vingt-sept ans, agoraphobe. Ses crises de panique la menaient à se bloquer sinon étouffer n'importe où. Elle était venue deux fois, puis avait envoyé un SMS pour me dire qu'elle n'arrivait pas à franchir le seuil de sa porte. J'avais accepté des séances vidéo. Toutes ses relations sociales se déroulaient en ligne. Elle se faisait livrer ses courses.

J'avais suivi une étudiante en cybersécurité. Son dentiste avait repéré une petite boule. On lui avait diagnostiqué un cancer de la sphère ORL. Plus le temps passait, plus elle avait du mal à parler. Elle était décédée huit mois plus tard, défigurée, à vingt-et-un ans.

Une collègue qui ne le sentait vraiment pas, m'avait donné un lycéen de dix-sept ans qui avait menacé de mort son prof de sport, après lui avoir mis le nez en sang. Il avait aussi frappé une ancienne petite amie, avait été mis en cause dans des affaires de vol, ou d'incendie de voiture. Il aimait bien se vexer à la moindre question. Il se taisait pour un rien. Il ne se prenait pas pour de la merde. C'était le genre de mec dont même le silence paraissait con.

J'avais suivi une autre lycéenne en terminale, deux tentatives de suicide. Ses parents l'essoraient pour sa réussite. La famille avait une entreprise dans l'agro-alimentaire. Son adolescence n'avait été qu'un lent effondrement. Ce qu'on lui proposait comme avenir ne l'intéressait pas. Elle n'osait pas se l'avouer. Sa famille ne pouvait ou ne voulait rien entendre. La fille était loyale, et effondrée.

Le monde ressemblait à une poule pondeuse de troubles psychologiques invalidants.

Comme les gens en énorme souffrance marchaient normalement, savaient dire bonjour et merci, personne ne se préoccupait qu'ils soient brisés.

Ignorant comment se révolter ou échapper à leur cauchemar, ils s'égaraient dans leurs fissures. Comme une plante qui se développerait sous terre, bien laide, plutôt qu'à l'air libre.

Au risque de me répéter, les mères dont je devais désormais m'occuper ne m'inquiétaient pas. Je ne remettais pas en cause leurs difficultés. Il se trouve que dans les métiers de la santé, on hiérarchise intuitivement. On limite l'anxiogénèse, et on passe parfois pour des êtres au cœur froid.

Une mère aixoise s'inquiétait la moitié du temps pour sa jeune sœur de vingt-et-un ans qui gagnait sa vie en se montrant en sous-vêtements sur Twitch, dans son appartement, allongée sur une grosse bouée en forme de flamant rose, flottant dans une piscine minuscule. Elle restait des heures en ligne, à parler, bouger, pendant que des mecs l'observaient derrière leurs écrans. Elle suggérait qu'elle se dénuderait en privé pour ses abonnés.

La mère que je suivais s'était abonnée en secret pour vérifier. Je ne savais pas quoi répondre, je m'en foutais un peu. J'évitais de sourire. On ne savait plus qui profitait de la misère sexuelle et affective de qui, sur Internet. Ce n'était manifestement pas un cas dont j'étais censé m'occuper. J'étais payé pour son fils, pas parce que sa sœur montrait ses fesses en ligne.

Je crois que la mère avait fini par le comprendre. Au bout d'un mois, il n'avait plus été question de la sœur.

Une autre mère, d'Annecy, souffrait d'une phobie des chiens. Elle les contournait lorsque c'était possible, surtout s'ils étaient sans laisse. Elle craignait qu'un « sale clebs » perde la tête et saute sur la poussette pour mordre son enfant de dix mois.

D'après ses recherches, on comptait six mille morsures de chiens par an sur des enfants en France. Elle portait une petite bombe lacrymogène. Pour la poussette, elle avait choisi le modèle avec le petit qui lui faisait face, plutôt qu'à la rue.

Les sorties au parc restaient une épreuve pour elle. Pendant que le bébé s'entraînait à marcher, elle demeurait hypervigilante devant le moindre bruit qui pouvait évoquer un chien. Là encore, à part vérifier qu'elle menait malgré tout une vie normale, je ne m'inquiétais pas.

En France, 40% des enfants souffrent psychologiquement ; 30% des adolescents ont, à un moment, des idées suicidaires.

Mon travail était là, ceux que je suivais devaient évoluer hors de cette zone.

L'un des problèmes, c'était que derrière ces chiffres se cachait, par exemple, la crainte de l'avenir. On lutte difficilement contre une ombre si massive.

9

Une mère de jumeaux, vivant à Namur, m'avait révélé qu'elle avait recouru à une fécondation in vitro.

– Pardon, elle avait ajouté. Je suis fatiguée.

– De quoi ?

– Je dois rien dire.

– Pour la FIV ?

– Oui, c'est pas que j'assume pas, mais...

– Non ça va, je dirai rien.

– C'est enregistré... j'ai besoin de l'argent. Désolée, j'en parlerai plus.

Six mois avaient alors passé, je suivais soixante gamins.

On m'en rajoutait presque un par semaine. Ce n'est pas ce qui avait été prévu. Quelqu'un perdait peut-être les pédales quelque part dans l'histoire.

L'avance que j'avais perçue au départ avait été dépassée en un peu plus de trois mois.

Pour mon sixième mois, j'avais touché six mille quatre cents euros. J'étais content, je prenais les nouvelles mères sans poser de question. Je mangeais plus sainement, et m'inquiétais moins de dépenses imprévues.

Je ne sais plus combien de temps après, une nouvelle mère qui habitait vers Rennes, trouvait que son nourrisson de sept mois ne réagissait pas assez à ses échanges de regard. Elle craignait que la FIV augmente les risques de troubles du spectre autistique.

J'avais observé qu'il fallait attendre deux ans avant de se poser des questions. Elle n'avait pas l'air excessivement convaincue.

J'avais remarqué que les mères restaient toutes célibataires. Les pères ne réapparaissaient jamais. C'était statistiquement improbable. Et certainement le résultat d'une clause. J'avais d'ailleurs signé la même. Mais je n'avais accouché de rien ni personne.

Ce n'était pas très sérieux. Que le mec veuille aider les mères seules, pourquoi pas, c'était noble. Qu'il les force à rester célibataires, c'était une aberration. Ou plutôt une abomination.

Je m'en étais ouvert à Samuel, le référent.

– Les femmes ne semblent pas retrouver de compagnons. Pas de relations, même brèves. C'est un peu étonnant. Vous leur avez demandé ça ?

Il avait marqué une pause de presque dix secondes pour chercher ses mots. J'avais ma réponse, j'aurais pu raccrocher tout de suite.

– Désolé, clause de confidentialité.

– Ce qui veut dire oui. Pourquoi ?

– C'est compliqué. Il y a la question financière. Elles ont signé, elles étaient d'accord dès le départ. Il y a des plaintes ?

– Non. Elles disent rien. La plupart paraissent satisfaites de leur situation. Mais pour certaines, c'est difficile à supporter.

– Il y a la question d'une éventuelle paternalité qu'on ne peut pas trop gérer en amont.

– Pardon ?

— Si une femme rencontre un homme, on ignore qui est cet homme, quel impact il aura sur l'enfant.

— Samuel, c'est la vie. Le signal qu'on envoie à ces mères, c'est qu'on peut pas leur faire confiance.

— Ouais, mais vous le savez déjà, on veut un peu essayer autre chose que la vie telle qu'on la connaît.

On aurait dit une phrase de malade mental.

J'avais préféré ne pas la relever. C'était impossible sans paraître agressif.

— Je pense que c'est une mauvaise idée cette histoire de paternalité à gérer en amont. Un problème de couple vraiment grave, un psy le voit venir.

— Les femmes ont passé des tests. Les compagnons, on ne peut pas. S'ils se séparent, certains vont parler de la prime. Ou même sans se séparer. Difficile de rester discret. C'est un compromis.

— C'est plutôt la définition d'une interdiction.

— C'est compliqué.

— Ce qui est compliqué, c'est que des femmes se montrent un peu trop proches, avec le temps. Certaines arrivent face caméra de moins en moins habillées.

— N'y faites pas attention.

— C'est pas moi le problème, les femmes ont des besoins.

— Bien sûr. On sait que ce n'est pas tenable à long terme. On va travailler dessus. Je vais en parler au chef. Vous avez des attirances, en général ?

— Non, avais-je menti.

— Vous pensez quoi de la possibilité de faire appel à des escort-boys ? Par rapport à la culture française, spécifiquement ?

— Les Françaises aiment bien parler. Elles ont l'habitude d'exprimer ce qu'elles ressentent. J'imagine que les femmes des autres pays aussi.

— Ils peuvent parler aussi, les escort-boys.

— Ils ne vont pas entrer dans un rapport sincère.

— Les psys aussi sont payés pour ça. Pourquoi pas un gigolo ?

— Quoi ?

— Je vous ai…

— Les psychologues exercent une profession médicale contre rémunération. On n'a pas vocation à couvrir des besoins affectifs ou sexuels. Un gigolo ne fait pas office de confident fiable. Une relation sexuelle ne règlerait qu'une faible part du problème.

— Bon, très bien.

— Vous avez mis ça en place aux États-Unis ? Des escort-boys ? Ou en France d'ailleurs ?

— Je peux rien dire. Votre mission vous tient toujours à cœur ?

— Oui, c'est l'objet de cet appel.

— Vous avez conscience de la chance que représente cette opportunité ?

— C'est bon, Samuel. Je vais me taire, faire mon travail. C'est ce que je suis en train de vous dire.

— Les Français ont leur réputation.

Je l'avais un peu insulté, après avoir raccroché.

Autant le chef m'avait fait une impression assez correcte la seule fois où nous nous étions parlé au téléphone, autant Samuel me semblait un peu limité. Au mieux dépourvu de toute élégance.

10

Un an après avoir signé mon contrat, je suivais une centaine d'enfants. Quand je n'étais pas en ligne avec une mère, je réfléchissais aux problèmes de l'une d'entre elles. Ou plusieurs, simultanément.

J'avais atteint la vie d'un tourbillon. C'était excitant, épuisant et bizarre. L'année était vite passée. C'était une sensation qui revenait d'ailleurs chez beaucoup de parents. Avoir des enfants accélérait le temps. Les semaines semblaient s'effacer en l'espace de deux jours.

J'avais appris qu'au moins treize d'entre elles avaient recouru à une fécondation in vitro. C'étaient des confidences involontaires. Ce taux, provisoire, était déjà plus élevé que dans la population générale.

Cela pouvait notamment expliquer pourquoi aucun père ne manifestait l'envie de voir son enfant. J'avais relu mon contrat, il n'y avait aucune mention quant à la conception des enfants suivis.

De temps en temps, je demandais à une autre femme, de manière détournée, des informations sur la naissance de son enfant. Parfois, je n'obtenais aucune réponse, la mère n'ayant pas fait attention. Certaines répondaient qu'elles n'avaient pas le droit d'évoquer ce sujet. Je m'excusais en disant que j'avais oublié.

Et je considérais que c'était donc un oui en ballotage favorable.

Quelques-unes répondaient d'ailleurs oui, souvent un peu gênées, ou après un instant d'hésitation. C'étaient celles avec qui je m'entendais le mieux. Ou particulièrement bien, comme Clémence, une Luxembourgeoise. La moitié de nos séances partaient en fous rires. On faisait le travail très bien tout de même. Je craignais un peu que Samuel se mette à râler.

11

Je prenais certains appels vidéo à l'extérieur. Ce n'était pas explicitement interdit, mais j'avais besoin d'air et d'arbres. J'attendais qu'on me l'interdise et en profitais entre-temps.

J'étais sur un banc à l'écart, parc de la Citadelle. Clémence m'avait envoyé une photo d'Arthur, son fils, courant dans une aire de jeux, quelque part au Luxembourg.

Quand nous avions raccroché, j'observais la photo. Il me semblait avoir cru voir un autre enfant, nommé Alexis, vivant à Bordeaux.

On peut se tromper et confondre des gens parce que leurs prénoms se ressemblent, ou commencent par la même lettre. Arthur, Alexis, on pouvait dérailler dessus.

Mais là, c'étaient leurs têtes. Cheveux châtain clair, yeux bleus, un air de visage assez similaire.

De retour chez moi, je faisais défiler les photos à ma disposition. Arthur et Alexis pouvaient avoir l'air de cousins. D'autres enfants aussi, pourquoi pas.

Sur cent-trois enfants, il y avait une vingtaine de blonds et une quarantaine de châtain clair. Soit 50 à 60 %. Dans la population française, le pourcentage tournait autour de 10 à 15 %.

Soixante-trois gamins avaient des yeux clairs, verts ou bleus. En France, les estimations donnaient 30 % à 40 %. J'avais calculé parmi les mères un chiffre de 38 %.

Tout cela ne menait pas à grand-chose. Il y avait un écart à la moyenne.

Le dimanche, j'avais davantage de temps libre, je marchais. Je finissais généralement assis une demi-heure, place Kléber, avant de rentrer chez moi.

Dès que passait un gosse aux yeux clairs, j'étais aux aguets. Le monde avait des problèmes catastrophiques dans tous les sens. Je ne servais à rien. Je restais là à me sentir idiot, sombrant dans le genre de complotisme qui en général m'agaçait, au milieu d'une foule indifférente ou semi-menaçante.

En face de moi, une femme qui n'avait pas l'air d'être d'accord avec son âge réel, portait une sorte de manteau en imitation de laine de mouton. Des lunettes de soleil yeux de mouche. Cheveux teints en blond platine. Il devrait y avoir une limite au-delà de laquelle le mauvais goût mériterait une amende. Quand on sort et qu'on s'habille à ce point n'importe comment, on envoie, consciemment ou non, ce message aux autres : « j'ajoute de la laideur à l'humanité et je vous emmerde ».

Quelques minutes après, un type qui portait une casquette informe prenait une photo de son chien dans une poussette. Il traînait avec son fils d'une quinzaine d'années, et sa femme. Le chien avait un vêtement rose, une sorte de pullover. J'ignorais quelle était sa race, et ne voulais pas le savoir. Tous étaient à l'aise.

Quel sens donner à tout ça ? Ce n'était pas digne du tout. Le narcissisme a un seuil critique, qui s'il est dépassé, constitue une tentative d'OPA hostile sur l'espace public.

Il y a des milliards d'années, la Terre s'était formée, grain de sable de l'univers, et voilà cette famille apparue là, sous mes yeux. Je n'avais pas envie de ressentir de dégoût ou de mépris. C'était mon métier de comprendre. Je ne comprenais rien. Je ne supportais rien.

Après avoir pris plusieurs photos, le trio était reparti. Un moineau en profitait pour rebondir sur les pavés.

Rapidement, je m'étais calmé. Je n'étais pas sincèrement consterné, je regardais, tout passait.

De quoi est-on certain ?

Il me fallait des détails sur la conception des bébés. Nous n'avions pas le droit d'en parler. Il était impossible de savoir à quel point j'étais surveillé ou non sur mes appareils connectés à internet.

Clémence était celle qui serait la plus susceptible de partager avec moi les secrets qu'on lui avait demandé de taire. Nos rires avaient ouvert un espace de complicité.

Je n'osais plus faire la moindre recherche sur Internet, pas même un horaire de train vers le Luxembourg.

Peut-être que les Américains m'observaient avec la caméra du smartphone. Peut-être qu'un minidrone me suivait partout où j'allais. Peut-être qu'un type me prenait en filature. Peut-être que mon appartement allait exploser si je trouvais des informations dérangeantes. Peut-être que je vivais dans un programme informatique et que j'étais un bout de code dans un univers numérique.

Peut-être devais-je me concentrer sur ce que je pouvais vraiment faire.

Direction la gare. Il y avait une liaison directe le lendemain à 12 h 31 pour le Luxembourg. Comment expliquer aux autres mères mon absence aux rendez-vous ?

Si je décalais, moi qui étais toujours là depuis un an, cela risquait d'attirer l'attention.

Première et d'ailleurs seule règle, il fallait que tout paraisse normal.

De toute façon, prendre le train pour faire quoi ? Il fallait un plan. L'écrire sur du papier. L'apprendre par cœur, le jeter. Et arrêter de penser n'importe comment.

Ce qui était bien, c'est qu'on vivait à une époque où on pouvait officieusement réaliser un test ADN.

Ce qui était moins bien, c'est que je risquais la mort si les Américains découvraient ce que j'envisageais de faire.

J'exagérais, ils pouvaient se contenter d'une poursuite judiciaire. Mais un meurtre était plus simple et discret à réaliser pour quelqu'un de très riche qui voulait qu'on lui foute la paix.

Si l'affaire était portée devant le tribunal, le monde allait s'intéresser à ces FIV. Je serais alors une sorte d'Edward Snowden de la fécondation in vitro dévoyée.

Je ne savais pas pourquoi j'étais obsédé à ce point. Un sens de la justice, de la morale ? La peur d'être un jour poursuivi par les mères ? Par la terre entière ?

Ou peut-être que j'avais juste une curiosité maladive et une sorte de goût pour l'aventure.

Souvent, on veut savoir, simplement pour découvrir ce que les gens autour de nous sont capables de commettre.

12

J'avais acheté trois kits sur DNA Worldwide. Ils m'avaient été livrés la semaine suivante.

J'avais pris un billet pour Luxembourg sur un guichet automatique à la gare de Strasbourg.

Le dimanche, j'étais parti tard, à 22 h 14, en n'ayant ainsi raté aucun rendez-vous vidéo.

J'avais marché à un rythme soutenu depuis la gare de Luxembourg jusqu'à l'immeuble de Clémence, rue Auguste Liesch. Elle n'avait pas répondu à l'interphone. Peut-être qu'elle allait appeler la police.

J'évitais de sonner trop souvent, j'attendais un peu.

La quatrième fois, j'avais entendu un timide « oui ».

– C'est Jonathan.

Elle ne disait rien.

– C'est Jonathan.

– Jonathan ?

– Oui.

Elle ne disait à nouveau plus rien.

– C'est moi, de Strasbourg, j'avais fini par ajouter.

– Comment ça ?

– Je dois te parler.

– Mais... quoi...

– Je peux monter ?

– T'es seul ?

– Oui.

— Pourquoi tu respires fort ?
— J'ai marché vite.
— T'es ivre ?
— Non.
— Euh, vas-y. Troisième. Fais pas de bruit.

J'avais pris les escaliers. Clémence m'attendait, les sourcils froncés, lèvres à moitié pincées. Elle m'avait invité à entrer. J'essayais de ne pas sembler inquiétant.

— Salut, pardon de pas avoir prévenu. C'est parce qu'on est enregistrés.
— T'as des problèmes ?
— Non, j'ai quelque-chose à demander, hors internet.
— T'es venu de Strasbourg pour ça ?
— Pardon si je t'ai réveillée.
— J'ai l'habitude.
— J'ai réveillé Arthur ?
— Non, il est en boite de nuit.
— Ah.
— Il y a rien qui le réveille. À part lui-même. Excuse-moi, j'aime pas trop me montrer en jogging. Je vais vite mettre un truc. Tu peux m'attendre sur le canapé. Je te ramène un verre d'eau. J'en ai pour une minute.

Ce moment nous avait permis de diminuer le malaise. Clémence était revenue vêtue d'un jean vert et d'un chemisier blanc cassé. C'était amusant de voir qu'elle avait des jambes dans la vie. Jusqu'à cette nuit, je n'avais aperçu que la partie supérieure de son anatomie. J'évitais de la dévisager. On avait échangé quelques banalités, deux minutes peut-être.

Il fallait se lancer.

– J'ai pas beaucoup de temps, je vais pas faire de circonlocutions. Écoute, j'ai besoin d'en savoir plus, sur la conception d'Arthur. T'as signé une clause qui t'interdit d'en parler.

– Euh… tu…

– On garde notre discussion privée.

– Mais la conception d'Arthur, ça change quoi pour toi ?

– Ôter un doute de ma tête. C'est pas pour moi.

– Pour qui ? Moi ? T'es devenu loco ou…

– Je sais pas. Comment s'est passée la fécondation in vitro ? Dans un centre, ici ?

– T'as besoin de le savoir ? Si c'est pour rire, c'est pas drôle. Je te jette un truc à la tête.

– J'ai besoin de savoir.

– Pourquoi ?

– Je me pose des questions.

– Tu répètes ça à personne ?

– Je répète ça à personne.

– À Lyon. On m'a payé le voyage et tout.

– Quel médecin ?

– J'ai oublié son nom. Un mec, la cinquantaine. Clinique privée.

– Comment t'as été contactée pour l'aide financière et tout le reste ?

– J'ai vu une sorte de psy, puis une autre personne, une meuf qui me demandait des éléments précis, c'était long. Globalement ils voulaient cerner ma personnalité. Puis d'autres tests ou entretiens. Mon histoire, mes croyances, orientation religieuse, politique. Un test de QI aussi. Ça a pris une semaine.

Au début j'ai signé un papier, ça devait rester confidentiel. Quand c'est devenu sérieux, quatre mois plus tard, j'ai signé d'autres papiers. Pour l'argent, garder ça secret. Voilà, et toi, avec tes questions, tu penses à quoi ?

– Je préfère rien dire pour l'instant. Mais au tout début...

– Non, non. Tu me sors tes machins, si tu veux qu'on parle, on parle à deux. Je veux pas d'interrogatoire.

– S'il te plait, attends. Donne-moi le vrai début, comment s'est établi le contact ?

– Je m'étais inscrite sur le site d'une ONG, spécialisée dans les droits des femmes qui veulent avoir un enfant, mères célibataires. Aider pour l'éducation. Tu vois le genre. Tu veux le lien ?

– Dis-moi juste le nom, merci.

– OPF. *One Parent Foundation.*

– Pourquoi tu me l'as pas dit tout de suite ?

– Je m'attendais pas à la visite de l'inspecteur Gadget, t'es chiant aussi. Si je peux me permettre.

– Désolé. La raison de ma présence... dans mon sac, j'ai une boite. Un test ADN. Tu pourrais passer l'écouvillon sur la langue d'Arthur ? Sans paniquer ? Il est en bonne santé, ça changera rien pour lui.

– Tu veux faire un test ADN d'Arthur ?

– S'il te plait.

– Et je dois pas flipper ?

– C'est pas la Troisième guerre mondiale non plus.

– Jamais vu ça de ma vie. C'est un gosse d'alien ou quoi ?

– Tu vois bien que non.

– C'est un OGM mon gosse ? Ils lui ont fait quoi ?

– C'est pas un OGM.

— Jure…
— Comment ça « jure » ? C'est un humain, ça se voit.
— Mais qu'est-ce que tu cherches ?
— Rien. M'enlever un doute de l'esprit.
— Mais t'es taré, ça se fait pas… dis-moi.
— Pardon. Je peux pas, tout de suite. C'est terminé après.
— T'es taré.
— Peut-être.
— Pourquoi tu veux faire ça ?
— Vérifier quelque chose. Ton enfant va bien.
— Mais pourquoi faire un test alors ?
— Vérifier quelque chose. Arthur va bien.
— Et après ton test, il continuera d'aller bien ?
— Oui.

Elle hésitait, ou n'arrivait plus à penser correctement. Elle répétait les questions. C'était fatigant. J'avais fini par regretter ma venue, manifestement, j'avais vraiment l'air fou. Je commençais à envisager de rentrer chez moi sans annoncer mon départ. Je répondais tout de même quelque chose à chaque fois. Nous avions sommeil tous les deux, ça n'aidait pas.

Clémence avait fini par accepter, trente minutes plus tard. Nous nous étions dirigés vers la chambre d'Arthur. Il est difficile de faire plus émouvant qu'un enfant qui dort. Je me sentais idiot, sinon absolument vain, avec mes frasques.

Nous avions discuté le reste de la nuit. Cela avait, je crois, rassuré Clémence sur mon état mental. J'étais reparti vers six heures du matin.

À 10 h 15, j'avais mon premier rendez-vous vidéo. J'étais épuisé, mais soulagé, le temps d'une demi-journée peut-être.

13

Il fallait réaliser d'autres tests ADN. Je n'avais pas de relation que je pouvais envisager avec la même confiance que j'accordais à Clémence.

Parmi les femmes que je suivais, deux habitaient en Alsace, l'une d'elles à Strasbourg. Elle ignorait que j'y habitais aussi. Elle m'avait dit qu'elle sortait se balader l'après-midi avec sa fille au parc du Contades.

Il fallait frotter l'écouvillon sur chaque joue de trente à soixante secondes. Je pouvais profiter d'un moment d'inattention, mais comment tamponner l'intérieur des joues d'une gosse de deux ans, une à deux minutes, sans se faire remarquer ?

C'était ridicule. L'enfant allait hurler.

Légalement, j'allais prendre de la prison ferme. On ne touche pas les petits, et c'est très bien comme ça.

Il me fallait un second test. Trois, idéalement. J'avais réfléchi des jours durant. Il s'agissait de faire simple et crédible. La vérité était complexe et grotesque. Il valait donc mieux mentir éhontément.

J'avais proposé un rendez-vous annuel à une mère de Dijon, afin de voir sa fille de neuf mois dans son environnement quotidien. Elle avait accepté. J'étais passé la semaine suivante, à la place de notre rendez-vous vidéo.

Je m'étais dit que si Samuel, mon référent en était informé, je trouverais une excuse telle que *j'ai besoin de voir le comportement de cet enfant en conditions réelles parce que...*

Je ne supportais pas Samuel, il me serait simple de le baratiner en long, en large et en travers, sans rougir ni cligner d'un seul œil au mauvais moment. Il me rappellerait que ce genre de visite était *forbidden*, je dirais oui. Il n'allait pas me renvoyer pour ça.

Dès que la mère était partie aux toilettes, j'avais sorti l'écouvillon de la boite et frotté une vingtaine de secondes l'intérieur de chaque joue du bébé. J'avais eu le temps de tout ranger. La mère était d'ailleurs partie faire je ne sais pas quoi dans une autre pièce avant de réapparaître. Et puis on avait bu du café.

J'avais envoyé le test ADN sous le même faux nom de famille utilisé pour Arthur. J'avais demandé qu'on vérifie le lien entre leurs analyses.

Le résultat était arrivé neuf jours plus tard, positif. Arthur et cette petite fille étaient demi-frère et demi-sœur.

Dans un état proche d'une légère ivresse permanente, j'avais pris rendez-vous chez une autre mère à Lyon. Elle avait une fille de quatre mois. J'avais demandé à rester un instant seul avec la petite, en prétendant vouloir observer comment elle réagissait avec un inconnu quand sa mère disparaissait. Tout parent qui avait lu des livres de psychologie sur les bébés avait connaissance de cette expérience. Il y avait deux études phares, celle-ci et celle du marshmallow.

Cette fois avait été encore plus tranquille. J'avais précisé à la mère d'attendre que je lui signale de revenir dans la chambre.

Neuf jours avaient passé avant que les résultats me soient envoyés. Cette petite fille avait le même père que les deux autres enfants.

J'avais un peu l'impression d'avoir quitté une impasse pour pénétrer une autre, plus longue et obscure encore.

14

Une bonne approche pouvait être d'en parler à Clémence. D'ailleurs, je lui devais la vérité. La question était plutôt : comment ?

Il n'y avait qu'une réponse. Avec une autre nuit blanche.

Comment lui expliquer quelque chose que je comprenais mal ?

Avec des mots.

Lesquels ?

Aucune idée. J'improviserai. Il fallait le faire.

J'avais pris le train le soir-même, pour me débarrasser de tout risque d'inertie. J'avais sonné...

— Eh là qui va là, Inspecteur Gadget, avait chanté Clémence à travers l'interphone.

— Salut Clémence, je peux monter ?

J'avais pris l'ascenseur cette fois.

— Tu savais que c'était moi ou tu chantes n'importe quoi à tous les gens que tu reçois ?

— Il y a une caméra, je vois la tête des sonneurs. La forme ?

— J'ai envie de dormir. Et toi ?

— J'étais en train de dormir.

Nous avions un peu bavardé avant qu'elle ne demande :

— T'es là pour les résultats de ton test, c'est ça ?

— Oui.

— J'y ai souvent pensé. En plus, on pouvait pas en parler. Un peu bizarre. Et en fait, t'as une tête bizarre.

– J'ai besoin que tu me promettes que tu diras rien, à personne, même pas à un chat. Il faudra qu'on réfléchisse ensemble. Parce que je suis paumé aussi.

– D'accord.

– La personne qui me paie pour vous suivre, toi et Arthur... celle qui te verse une sorte de pension alimentaire, elle t'a dit pourquoi elle faisait ça ? Pourquoi elle te donne de l'argent ?

– C'est un programme privé, genre psycho... éco... socio... je t'ai déjà parlé de l'ONG.

– Tu t'es jamais posé de question ?

– Un peu, au début. Après non, rien de spécial.

– J'ai cent-sept enfants aujourd'hui.

– C'est beaucoup.

– Le mec me paie pour cent-sept enfants.

– Pourquoi tu répètes ta phrase ?

– Tu connais beaucoup de psys qui ont cent-sept patients ?

– Je suis pas ta patiente.

– Je suis psy.

– Tu peux en venir aux faits ?

– J'ai fait un test ADN, à trois enfants. Dont Arthur. Ils ont le même père. Les deux autres, c'est deux petites filles.

Elle me regardait, j'attendais, elle me regardait, j'attendais, j'en avais assez du silence, j'avais poursuivi :

– Ils ont le même *padre. Same father. Habemus Papam Memus. Ihre Vater ist derselbe...*

– Arrête. C'est une blague ?

– Non. Je fais pas des tests ADN pour rigoler. J'ai pris des risques pour les deux autres.

– Les cent autres aussi ?

— Je peux pas faire un test pour chacun. On peut raisonnablement penser que ces gamins ont le même père biologique.

— T'as pas fait les tests alors ?

— J'en ai fait trois. C'est extrêmement improbable que les trois aient le même père. C'est plutôt impossible, si on s'en tient à la science. On peut déduire que les cent-sept sont du même père. Un homme qui a de l'argent et des idées contestables.

— Et on doit faire quoi si on imagine que c'est vrai ?

— Ma première réaction a été de venir ici.

Elle avait marqué une autre longue pause, peut-être afin de se réciter en silence les éléments que je venais d'exposer.

J'étais un peu soulagé d'avoir partagé l'information avec quelqu'un. Je m'inquiétais de sa réaction qui tardait à venir. Ce n'était pas forcément bon signe, le mutisme et l'immobilisme.

— Jonathan, dis-moi que t'es sûr...

— Pour les trois, Arthur inclus, oui. Tiens, je les ai amenés, les tests. J'ai barré les noms parce que tu dois pas savoir qui c'est. De toute façon, les noms de famille sont faux, pas les prénoms.

Elle regardait, je poursuivais.

— Un jour, tu m'avais envoyé une vidéo d'Arthur au parc. J'avais eu une sorte de confusion. J'avais cru que c'était un autre gamin.

— Et les deux autres femmes ? Elles le savent ?

— Non, elles savent pas que j'ai fait un test ADN de leur enfant.

— C'est illégal.

— Pas autant que faire cent gosses dans le dos des mères.

– C'est pas la bonne expression. J'arrive pas à comprendre ce que tu me racontes.

– Quand on m'a embauché...

– On te l'avait pas présenté comme ça, j'espère ?

– Pas du tout. Le mec m'avait dit qu'un programme était déjà en cours aux États-Unis. Mères célibataires. Mais pas avec ce genre de modalités.

– Arthur a des frères et sœurs américains ? En plus des cents ?

– Français, Belges, Canadiens... et autres, j'imagine.

– C'est quoi ce type ?

– Je lui ai parlé une seule fois, c'était il y a plus d'un an.

Nous avions fait l'amour deux fois dans la nuit. Cela n'avait rien résolu, mais avait eu le mérite d'être agréable.

15

Si ce programme avait commencé il y a quelques années aux États-Unis et dans d'autres pays anglophones, on pouvait estimer le nombre d'enfants nés du même père à cinq-cents, en plus de ceux qu'on m'avait confiés.

Il était probable que le père soit l'Américain que j'avais eu au téléphone. Qui serait assez fou pour payer une descendance si massive à un autre homme ?

Étais-je le seul à m'être rendu compte de ce délire ?

Le mec filait sur mille gosses, comment cela était-il possible ?

Réponse éventuelle : il surpayait les gens dans toute son organisation, et cela avait pour le moment suffi à maintenir le silence sur son expansion spermatozoïdale.

Ou alors, il avait admirablement compartimenté ses employés, qui ne se connaissaient peut-être pas, pour la majorité.

Ce qui amenait d'autres questions, parmi lesquelles : pousserait-il sa manie reproductrice jusqu'à sa propre ruine financière ?

Mille enfants, deux mille euros par mois, c'était deux millions d'euros par mois, vingt-quatre millions par an.

Un milliardaire qui place son argent en bons du trésor américain, récupère trois millions de dollars par an, et par milliard de capital. Le marché des actions rapporte dans les 10 % par an.

S'il gérait bien son capital, mon employeur pouvait se construire passivement un patrimoine d'un genre très particulier.

Je partais chaque dimanche pour le Luxembourg. Train à 12 h 31, arrivée à 14 h 15.

Retour à Strasbourg, le lundi matin à 07 h 21.

Clémence semblait moins inquiète que moi. Après un moment de sidération enveloppé d'un nuage de colère, elle faisait ce que font les bonnes mères de très jeunes enfants, elle leur donnait sa priorité.

– Pourquoi tu continues pas à prendre son fric ? Et moi aussi ? Et on n'y pense plus.

– Quelque chose me gêne. Il va s'arrêter quand ? Il veut quoi ?

– Il finira par se faire prendre.

– Si quelqu'un dit quelque chose, ouais.

– Il a pas non plus le PIB du Japon sur son compte en banque. Il faudra qu'il s'arrête…

Elle avait expliqué qu'elle avait peur de ce qui arriverait à Arthur, si les choses étaient rendues publiques. Je ne savais pas si c'était un message censé m'inciter à me taire.

Il s'agissait d'après-midi et de nuits que je qualifierais de sensibles.

Elles étaient plaisantes à vivre et contractuellement interdites. On avait l'impression d'un peu tout ignorer. Ces moments s'éclipsaient comme des parenthèses bienvenues. Je ressentais une sorte de pré-tristesse.

16

Un dimanche, j'étais arrivé chez Clémence avec une nouvelle idée.

– Les réseaux sociaux, comme le hashtag *MeToo*, sauf dans un registre matrimonial.

– J'ai pas compris.

Elle était assez énervée à cause de grosses mouches. Clémence estimait qu'elles surgissaient depuis l'appartement d'une vieille du rez-de-chaussée qui laissait pourrir ses fruits trop longtemps dans sa poubelle.

Le bruit et la stupidité des mouvements des insectes la perturbaient.

Ou peut-être que la grand-mère et ses prétendues mouches servaient de zone tampon pour exprimer un désarroi qui se dirigeait en réalité contre Arthur. Il faisait n'importe quoi. Il criait à l'improviste. Un peu moins quand j'étais là, apparemment.

– Non mais... matrimonial... c'est quoi ? elle avait poursuivi.

– C'est un mauvais usage de la langue française.

– Deux heures de train, tu arrives avec un mot qui veut rien dire.

– On développe un hashtag quoi.

– Pour faire quoi ? Tu veux devenir influenceur ?

– Pousser les femmes ou les gens à s'intéresser au sujet. Il suffit que quelques-unes se rendent compte qu'elles sont concernées.

– Mais tu utilises les réseaux ? Au quotidien ?

– Non, je lis un peu des choses à l'occasion.

– Il y a des millions de hashtags équivalant aux soldats inconnus. Ils se battent pour de l'attention et personne sait qu'ils existent.

– Ta comparaison est bizarre. Mon idée a le mérite d'être réalisable anonymement. J'ai pas dit que ça allait marcher.

– Mais s'il y a cinq-cents mères, déjà t'enlèves les Américaines, Anglaises, elles sont pas sur les réseaux français.

– On peut le faire en anglais.

– Alors t'enlèves les Françaises.

– Bon sinon je reste sur les chiottes à chialer toute la nuit. On peut publier dans toutes les langues qu'on voudra.

– Je t'énerve ou quoi ?

– Oui. Passive-agressive.

– Je donne juste mon avis.

– T'es de mauvaise humeur.

– Quelques centaines de mères, il y a pas trop de probabilités qu'elles se captent entre elles. Tu ferais mieux de trouver un journaliste de Mediapart ou quelque chose dans le genre.

– Trop risqué. Je dévoile pas qui je suis. Ils me font peur de toute façon.

– Protection des sources.

– Non.

– D'accord. T'as peur de Mediapart ?

– Oui.

– N'importe quoi.

– J'avais pensé prendre un ordi d'occasion, me connecter d'un McDo à Paris, par exemple. Et je le revends dans la foulée. Ou je le donne à Emmaüs, sinon.

– T'as l'air fatigué. C'est aberrant. Va pas à Paris pour ça, enfin...

– Je vais au Luxembourg tous les dimanches...

– Mais pourquoi tu compares ? Tu peux pas vouloir aller à Paris pour aller sur Internet. Prends un VPN. Tu vas encore faire une nuit blanche pour ton hashtag matrimonial ? Jonathan, dors, par pitié. Laisse l'autre faire des gosses si ça le fait marrer. Le mec me file du fric, je m'en fous. Merci Monsieur.

La semaine suivante, j'avais acheté un Lenovo à cent trente euros à une étudiante, prêt de l'arrêt de tram Gallia, à Strasbourg.

J'avais pris un train le lendemain soir pour Paris. Je m'étais installé dans un McDonald's proche de la gare de l'Est, avant de créer un compte sur Twitter avec une adresse ProtonMail.

J'avais publié ce tweet :

« *My 2-year-old daughter has at least 500 half-brothers or half-sisters born from the same father through #IVF, who pays us, single moms, every month. No one knows about it. #DNA tests as proof. Time to speak out. #DNAchildren* »

Les semaines d'après, je parlais parfois à une mère d'une publication dont on m'avait parlé, au sujet de mères célibataires, l'air de rien.

Tellement l'air de rien, que personne ne semblait entendre ce que je disais.

Elles étaient hypnotisées par leurs mille soucis quotidiens.

Les réseaux sociaux, au fond, ennuyaient tout le monde quand on les évoquait dans la vraie vie. Leur usage était de l'ordre de la drogue intime. Un peu comme du porno social.

17

Deux mois avaient passé. Un vendredi après-midi, on avait sonné à mon interphone.

– Salut c'est Clém. Je peux venir ?

Son arrivée n'était évidemment pas prévue. Je pensais qu'elle avait fait garder Arthur, mais il avait surgi en premier, grimpant les escaliers comme un petit singe.

– Donadan !

– Salut, viens...

– Bonjour, avait souri Clémence. J'espère que je te dérange pas. T'es en rendez-vous ?

– Le prochain est... dans trente-huit minutes.

Ce qu'elle faisait était dangereux pour une dizaine de raisons. J'essayais de masquer cette partie de mes sentiments.

Nous avions pris place sur le canapé. Arthur avait demandé du jus de raisin. Clémence ne voulait que de l'eau. On avait discuté de tout et de rien, comme si sa présence avait le moindre sens. À un moment, elle s'était adressée à Arthur :

– J'aurais besoin de parler seule avec Jonathan une minute, tu peux jouer dans le couloir là-bas, tu fais des courses entre la porte tout là-bas et celle-là, à l'autre bout.

– Non non.

– T'as un livre pour lui ? m'avait demandé Clémence.

J'avais réfléchi.

– *Les aventures de Tom Sawyer*. Il y a pas d'image, ça sert à rien. On peut lui proposer un casque et des comptines sur le smartphone. On retourne l'écran. C'est bon pour toi ?

Nous avions confortablement installé Arthur. Il gigotait lentement des pieds, et paraissait satisfait de sa situation.

J'imaginais que Clémence avait des informations importantes à partager, au sujet des fécondations, d'éventuels contacts qu'elle avait réussi à obtenir.

Elle m'avait pris la main.

— Jonathan, je suis enceinte.

— Précise, parce que...

— Pas par FIV.

— Par conception naturelle ?

— Six semaines environ. J'ai couché qu'avec toi.

— Je me retire toujours.

— C'est pas suffisant, parfois.

J'avais envie de me fondre dans une supernova. Voyant probablement mon visage se décomposer, Clémence avait enchaîné :

— Je plaisantais, on peut venir habiter chez toi ?

— T'es pas enceinte ?

— Non. C'était pour dédramatiser notre arrivée.

— Ça l'a dramatisée, manifestement.

— Maintenant, si je t'annonçais qu'on pourrait habiter ensemble, ça va par rapport à une grossesse.

— Je suis à peu près en état de choc, t'es pas enceinte ?

— Non. J'ai envie de passer plus de temps avec toi. Plus de nuits blanches, les dimanches. Je pourrais t'aider au quotidien un peu.

— Moi aussi, j'avais répondu, sans être vraiment certain de ce que je pensais. Je ne pouvais pas ou n'osais pas lui dire de partir. Je ne savais pas. J'étais assez traumatisé par sa blague. J'essayais de masquer ma sidération, qui ne diminuait pas.

— C'est vrai ? elle avait demandé.

— Enfin, il y a des choses à régler. Un enfant de deux ans fait beaucoup de bruit, comment je fais avec les mères si elles entendent subitement Arthur ? Pire si elles le voient. Et je parle avec un mec qui est au service du grand patron.

— Ferme la porte de ton bureau à clé. Pour le micro, prends un modèle qui capte les sons à proximité immédiate de la bouche et qui coupe tout le reste.

— T'y avais déjà pensé ?

— Oui.

— Tu sais que j'ai très peu de temps libre ?

— J'en ai marre de te voir seulement une nuit par semaine.

— Et si on se fait choper ?

— Et alors ?

— On a signé...

— Le mec nous force à rester célibataires, c'est illégal et tu le sais. Ils le savent aussi.

— École maternelle obligatoire à trois ans en France. Impossible à cacher. Tu vas l'inscrire sous quel nom ?

— Arthur Ouin-Ouin.

— C'est un peu l'histoire sans fin.

— Tu veux qu'on reparte ?

— Non.

— C'est mieux qu'une pyjama party au Luxembourg chaque nuit le dimanche. Le problème, c'est quoi ? On a peur que l'autre malade ne nous refile plus son fric tous les mois ?

— En grande partie, oui. Un procès éventuellement.

— On inventera au fur et à mesure. S'il s'en rend compte, tant pis.

— C'est l'heure, j'ai rendez-vous.

18

Le rendez-vous vidéo avec Clémence avait lieu le mercredi à 11 h 15. Elle avait pris en photo la décoration qui faisait face à son ordinateur dans son appartement luxembourgeois. J'ignore par quelle manœuvre elle avait réussi à placer cette photo en fond visuel, lorsque nous parlions en ligne, alors qu'elle était avec moi à Strasbourg.

Elle utilisait un VPN pour situer son adresse IP au Luxembourg. Ce n'était pas idéal, mais semblait faire illusion.

Le hashtag ne se développait pas du tout. Il n'y avait que mon tweet d'il y a trois mois à l'avoir utilisé.

– Mais pourquoi ça te préoccupe ? m'avait demandé Clémence.

– Si un jour il y a un procès, je ferai partie des accusés.

– Tu diras que tu savais pas. Là, tu te mets dans la merde tout seul.

– J'ai réalisé illégalement des tests ADN. Une société a les résultats dans sa base de données. Dire que je savais pas serait ridicule.

– Au début, je pensais que t'étais insomniaque, avec tes cernes. En fait, t'es dans le goulag d'un riche. C'est impossible, ton travail. T'es à combien là, cent-trente ?

– Cent cinquante-deux.

– Tu comptes arrêter quand ?

– Je peux pas.

– Pourquoi ?

L'argent, voilà pourquoi. Je ne voulais pas le dire.

— Et tu te rappelles précisément chaque cas ? elle avait poursuivi.

— Les femmes les plus récentes, je sais pas toujours qui c'est, j'en confonds trois ou quatre entre elles. Avec les semaines, je dépareille mieux. J'ai l'impression d'être un call-center. Je fais ça encore un an ou deux. Pense pas autant à moi.

Je remarquais de longues périodes où je vivais comme si je n'étais pas quelqu'un. J'avais la sensation de recommencer la même journée, ou plusieurs moments de la journée en boucle. Lancer le lave-vaisselle, par exemple. Sortir marcher un peu. Toujours le même circuit, vu le peu de temps dont je disposais. Comme si, à peine l'activité terminée, la journée suivante défilait en accéléré, et revoilà le lave-vaisselle, ou la porte.

Quinze mille euros étaient arrivés sur mon compte à la fin du mois. Je regardais le chiffre sur mon écran, dans cette espèce de vie de famille qui fonctionnait mal, assez vite. Qui n'avait jamais vraiment pris. Je n'étais pas en état, avant même que Clémence et Arthur n'arrivent.

Je faisais des blagues. C'était facile. Et faux. Ça ne fait pas une existence, les gens qui se contentent de rire.

19

Arthur allait bientôt avoir trois ans. Cela signifiait moins de siestes, beaucoup d'énergie à dépenser, de choses à raconter.

Quand je n'étais pas en rendez-vous, ce que je voulais, c'était la paix, tout le temps la paix.

J'aimais beaucoup Clémence et je supportais mal sa présence. Je n'avais pas l'espace mental pour penser à cette situation inconfortable ni l'affronter convenablement.

Je montrais des signes d'impatience quand elle me racontait des choses banales. Ses opinions sur les Français et les Luxembourgeois m'intéressaient d'abord, puis moins. Les histoires centrées sur Arthur m'ennuyaient toutes.

Arthur m'ennuyait. Je n'avais apparemment pas, du moins à ce moment de ma vie, l'âme d'un père. Ou alors, je ne pouvais pas m'attacher à ce garçon qui me rappelait le sorcier féconduer pour lequel je travaillais, et à qui je pensais déjà trop en général.

J'ignorais ce qui était le plus vertigineux. J'étais un homme curieux, et c'était peut-être ma seule qualité utile aux autres. Et encore, pas tout le temps. À ce moment-là, j'étais surtout curieux de me rappeler l'effet que cela produisait de passer une semaine sans parler à qui que ce soit.

Ma tolérance à la contrainte s'était amenuisée, j'en arrivais à repenser avec regret à l'époque où j'étais pauvre, dans un studio quelconque, avec du temps libre, de la mobilité. Cela même si j'avais conscience que toute nostalgie est romancée.

Les rires faciles avec Clémence s'espaçaient. Avant, je brulais de la voir le dimanche. Elle avait une intelligence assez fine pour comprendre mon étouffement, sans dramatiser.

Elle avait annoncé que pour la rentrée scolaire, elle inscrirait Arthur au Luxembourg. Elle avait ajouté que ça serait plus simple ainsi. Sans préciser de quoi elle parlait vraiment. C'était poli de sa part, d'utiliser un prétexte, de rester floue.

Je les avais accompagnés à la gare. Le temps de revenir chez moi, j'avais trois appels vidéo dans l'heure.

Le lendemain, il fallait parler en ligne avec Clémence d'elle et son enfant, comme si de rien n'était, comme si ces deux mois passés ensemble n'avaient jamais eu lieu.

20

J'avais reçu un e-mail de trois lignes. J'étais convoqué à Londres. Aucune raison n'était invoquée. On m'avait transmis un billet pour un vol aller/retour, et l'adresse d'un hôtel payé d'avance.

Les mères avaient été averties que les appels vidéo seraient suspendus une semaine entière.

Au pire, j'allais me faire virer. L'argent était sur mon compte. Le plus pénible serait de me reloger en étant chômeur tandis que l'accès au marché immobilier relevait d'un délire dadaïste. J'irai à l'hôtel ou dans un Airbnb s'il fallait, si l'autre taré ne voulait plus de moi.

L'idée de tout perdre me soulageait par certains aspects. J'en avais assez de cette sensation de vivre dans un parc d'attractions.

Je saurais redevenir pauvre. J'avais beau réfléchir à ce courriel et à mon absence d'émotion, je ne trouvais d'explication valable à rien.

On pouvait tout arrêter, il pouvait m'engueuler pour le hashtag, pour ma relation avec Clémence ou ce qu'il voulait : il y a un stade où l'épuisement transforme le cœur d'un être humain en glace. Ce qu'il veut, c'est une chambre, un lit, et aucune syllabe émise par qui que ce soit.

Il aurait peut-être fallu avertir quelqu'un que j'allais à Londres. Une infime probabilité existait qu'on cherche à me tuer. Mais il n'y avait que Clémence, et je n'avais pas envie de la mêler à ça.

J'étais arrivé au rendez-vous. C'était dans un immeuble bien entretenu, en briques rousses, proche de Regent Street.

J'avais imaginé être accueilli dans une sorte de local pour start-up, ou bien dans un building luxueux.

Il s'agissait d'un appartement de soixante mètres carrés, sans traces de vie professionnelle. Pas de plantes. Quelques meubles sans véritable style. Les fenêtres étaient jolies, mais paraissaient frustrées avec leur élégance solitaire.

Tee-shirt rose, pantalon bleu sombre, un homme m'avait accueilli. Je savais qui c'était tout en ayant du mal à admettre que c'était lui. Il s'agissait d'un de ces hommes qui vieillissent plus lentement que les autres. On voit qu'ils ont la quarantaine, mais si on les croisait dans la rue, un examen rapide pourrait les faire passer pour des étudiants du genre doctorant de la classe moyenne.

Je sentais que c'était quelqu'un que j'étais incapable de détester. Ou peut-être que j'étais pressé d'en finir, et que je n'avais envie de ressentir aucun sentiment, quel qu'il soit.

– Salut, il avait dit calmement, en anglais. Viens, assieds-toi.

Il y avait trois fauteuils Poäng beiges. C'était le salon.

Après quoi, l'homme était parti sans se presser vers la cuisine ouverte. Je m'attendais à voir apparaître un domestique ou un assistant. Mais il était seul. Pas même un insecte n'apparaissait.

Il était revenu avec un plateau de jus de fruits et de légumes, en petites bouteilles, de l'eau plate et pétillante, quelques verres vides.

— Sers-toi. Content de te rencontrer. Je peux répondre à toutes tes questions. Toutes sauf une, combien. C'est pas une menace, mais évite. Je pourrai pas répondre.

— Oui. J'ai rien sollicité de toute façon.

— C'est vrai, c'est vrai. J'ai une question. Comment t'as fait ?

Je ne voyais pas de quoi il parlait. Est-ce qu'il s'agissait du fait de cacher mon histoire avec Clémence pendant des mois ? Des tests ADN ?

— Fait quoi ? j'avais répondu de manière un peu expéditive, après un court silence pour ne pas laisser poindre crainte ou perplexité sur mon visage.

Pour masquer ma gêne, sinon mon manque d'intérêt, j'avais attrapé une bouteille de jus de grenade et un verre.

— Cent-soixante-seize gosses. T'as même pas inventé tes comptes-rendus. Certains ont inventé, on l'a découvert. Ils dégagent direct. Rien chez toi. Comment tu fais ?

— C'est difficile. Je pense tenir encore un an, un an et demi.

— La plupart des psys que j'ai embauchés, après une cinquantaine de mères, disent que ça suffit. On était là à regarder tes chiffres le mois dernier... genre, c'est quoi son secret à ce malade ? On a quelques psys qui montent plus haut que cent gosses, mais c'est rare.

— Je sais pas. J'ai été assez pauvre toute ma vie, c'est tout. Merci de l'opportunité que tu m'as donnée.

Il se marrait un peu, je ne savais pas comment l'interpréter. Je n'avais pas envie d'y penser.

— Tu parles comme quelqu'un qui va... je t'ai pas donné rendez-vous pour te virer. J'ai aucune raison de faire ça. Si on renvoie quelqu'un, on lui envoie un e-mail et c'est fini. On lui dit de rayer ça de sa mémoire. Je l'invite pas chez moi. Bon, tu as des questions que tu aimerais poser ?

– Tu m'as interdit de poser la seule question qui me vient.

– Désolé. Tu arrives à dormir ?

– Modérément.

– C'est quoi modérément ?

– Un euphémisme pour dire mal.

– Combien d'heures ?

– Par nuit ? Quatre en général. Parfois cinq.

– Je vais parler à Samuel. Vacances à Londres. Respire un peu. Pas de rendez-vous avec les mères. On se revoit dans une semaine, ici ?

– Il y a des mères qui ont besoin de suivi.

– Tant pis. Enfin, écoute, combien ?

– On va dire vingt. J'envoie une liste ce soir à Samuel.

– Elles vont y arriver, si t'es pas là une semaine. Je veux que tu sois reposé avant qu'on discute. C'est très important. Dors, t'as pas l'air en forme. Je te fais envoyer mille dollars pour les frais de séjour. C'est cher, Londres.

– Ah, merci.

Je suis ressorti de là un peu comme si j'avais été libéré de prison.

21

Mon premier constat était que l'homme n'avait pas l'air instable. Mais il y en a beaucoup qui le sont et le cachent facilement lors des premiers contacts. Ce n'était pas forcément pertinent.

Deuxième constat, il avait embauché plusieurs psys, qui s'arrêtaient à une cinquantaine de mères.

Certains avaient été virés.

Estimation minimale raisonnable sur la situation actuelle : une quinzaine de conseillers en poste.

Ce qui laissait suggérer environ sept-cents enfants. L'Américain, qui ne m'avait donné ni son nom ni son prénom, avait inventé un nouveau système familial pour riches, la spermogarchie.

Le troisième constat, c'était que je n'en avais pas non plus grand-chose à faire. C'était peut-être la fatigue, j'avais la sensation d'être anesthésié. Qui étais-je face à la passion première des humains consistant à faire n'importe quoi ? J'étais n'importe qui. Que je sois là ou pas là, que je pense ceci ou cela, que je sois constipé ou diarrhéique : mon rôle demeurait insignifiant.

La société humaine était décevante. Toutefois, il y avait des humains intéressants partout. Il me restait cinq décennies à vivre. Toutes ces pensées avaient-elles la moindre valeur ? Assez peu, pour moi, à cet instant de ma vie. Cette dernière pensée, y compris.

La raison de ma faiblesse cognitive me semblait simple, et expliquait en large partie mon épuisement. Si on lit peu, ou pas du tout, on pense comme vient le monde avec ses manières incohérentes et déstructurées. Je passais effectivement moins de temps avec des livres entre mes mains, depuis que je travaillais pour l'Américain.

Clémence me manquait parfois. Le plus souvent, pas vraiment. Je voulais surtout me détendre. Je lisais un magazine britannique différent chaque jour. J'oubliais rapidement ce que je venais de lire. Je sortais marcher. C'était efficace pour dormir plus vite, et plus longtemps.

Quatrième constat : le spermogarche n'avait pas évoqué Clémence. Ni le hashtag qui n'avait servi à rien. Ni mes tests ADN.

Il m'avait payé le voyage et pris du temps pour me voir. Ce n'était pas pour me faire profiter de son goût pour le minimalisme en ameublement.

Je n'étais pas assez intelligent pour avoir une idée claire quant à ma présence à Londres. Peut-être que je devais m'enfuir.

22

J'étais retourné chez l'Américain huit jours plus tard.

– Tu t'es reposé ?

– Oui.

– On peut directement aller aux raisons qui font que je veux te parler ? Ou t'as besoin de small talk pour te rassurer ?

– On peut y aller.

– Tiens signe ça, ça veut juste dire que tout ce qu'on dira ne doit pas être répété.

J'avais lu et signé. Il avait enchaîné :

– Les problèmes des humains sont souvent traités de manière individuelle, ou biologique, alors que les symptômes sont causés par des dérèglements sociaux qui n'ont rien d'individuel. On fait porter la responsabilité aux individus, qui ne peuvent pas trouver de solution. J'ai un projet éducatif à large échelle. Je sais pas si ça va réussir. Je veux essayer, avant de mourir.

– T'es malade ?

– Non. Le développement de l'intelligence humaine à travers le monde se fait de manière asymétrique. On vit une quasi-dystopie. Si l'intelligence moyenne des individus pouvait être mesurée, on verrait une hausse. La courbe médiane serait stationnaire ou en pente descendante. Le problème de l'inégalité n'est plus financier, mais intellectuel. Les cons font n'importe quoi, qu'ils travaillent ou non, qu'ils soient riches ou pauvres. Je pourrais crever avec mes milliards, avec l'impression d'avoir été inutile. Impression partagée par les grandes fortunes du monde, sauf les sociopathes. La question avec laquelle je me lève, je vis et je me couche, est simple, comment faire avec les moyens que j'ai ? Pardon du hors-sujet, t'as posé un diagnostic déjà, sur moi ?

– Non, on n'est pas en thérapie.

– Les psys jugent les gens qu'ils croisent.

– Pas toujours. Souvent, ils s'en foutent. Là, j'écoute. Et c'est vrai que je suis curieux de savoir qui tu es.

– J'ai besoin de toi. Tu nous expliques la vingtaine de cas qui posent problème. Ensuite, tu les transfères. Tu transfères tout. De toute façon, on passera toutes les mères en mensuel. Ça devient un peu cher pour moi. Pendant ce temps, tu vas réfléchir à ce que je vais te dire. Il me faut quelques psys. L'objectif c'est essayer de fonder une société dans laquelle les enfants ont l'impression que leur vie aura du sens. Davantage qu'ici. L'Occident a échoué sur ce point. Il transmet un avenir vide, basé sur la peur ou le narcissisme. C'est un désastre. Mon projet n'est pas égocentrique. Je veux qu'il se débrouille sans moi, vite. Je vais y aller directement, c'est prévu sur quatre étapes. Petit un, l'acquisition d'un terrain de cinq mille kilomètres carrés en Amérique du Sud. Petit deux, la création d'une ville nouvelle, des infrastructures, des gens qui arrivent, des générations se renouvellent, on a déjà des algos pour éviter la consanguinité. Petit trois, penser à la meilleure mise en place possible de moyens financiers, humains et technologiques pour envisager l'implantation spatiale autonome de manière efficace. Petit quatre, un laboratoire où sont créés des mini-humains, un peu comme des ouvriers lilliputiens. On sera morts depuis un petit moment, pour les deux derniers points. Mais il faut commencer à y réfléchir, vite. Sur chaque point évoqué, des psys peuvent aider.

— Les lilliputiens, c'est une blague ?

— C'est la solution idéale pour avoir des travailleurs. J'ai besoin d'une cellule psychologique, pour les hommes, et pour les lilliputiens. Que les seconds acceptent leur rôle, que les hommes respectent l'intégrité des… Il faut réfléchir aux données à analyser. Génétiquement, ou sur l'aspect social.

— Honnêtement, c'est n'importe quoi.

— Un long voyage dans l'espace nécessite de la force de travail tout en consommant le moins de ressources possibles.

— Les humains y perdraient leur âme, qui en général est déjà mise à rude épreuve.

— Quelle âme ?

— Ce qui permet de différencier bien et mal.

— Regarde ce qu'elle fait de la Terre, l'âme. C'est un concept religieux archaïque.

— Elle ne fait pas exactement que du mal. C'est un concept éthique avant d'être religieux.

— On a des experts qui ont travaillé dessus. La meilleure solution pour explorer l'espace est de disposer de nains améliorés, en plus de robots. Les mini-humains auront un patrimoine génétique très différent du nôtre. Comme le chien et le loup. Le chien est plus heureux que le loup. Ne perds pas de vue l'essentiel, la création d'une forme de société ouverte, libérée, intelligente. Les enfants qu'on éduquera la modifieront génération après génération. Pas des gosses qui poussent sur des chaises pendant vingt ans à réciter. Je veux mettre à profit les meilleures idées de chaque discipline. Dont celle de la psychologie du développement et des théories de l'éducation. Je t'invite en Amérique du Sud. Tu pourras avoir femme et enfants. Tu peux aussi continuer ta vie en Europe si tu préfères.

Bon courage, d'élever des enfants dans un monde auquel on ne croit pas. Beaucoup d'humains ont conscience des dangers qui nous menacent. Ils vivent comme dans un flipper. Je t'offre une opportunité, tu y réfléchis. Pour l'instant, je vais te commander un rapport, dix pages maximum. Deux mille euros. Ne baratine pas. Écris tes pistes les plus pertinentes. Pour une société réaliste. Pragmatique. Comme Winnicott, sa famille suffisamment saine. Là c'est la société suffisamment saine. Il faut que tu croies en chaque mot que tu écriras. On peut se mettre d'accord, là-dessus ? Oublie l'espace et les mini-humains. Ce sera peut-être pas réalisé.

23

Je n'avais pas eu besoin de dix pages. Ni de deux mois. Voici le rapport que j'avais rédigé en quelques jours.

Mon domaine est la psychologie. Mon intelligence a ses limites. Ceci est proposé avec humilité et doit être mis en perspective avec des textes et opinions d'autres personnes.

L'utilisation du langage nécessite l'emploi régulier de concepts. Il faut des humains pour les comprendre, et les humains communiquent en général plutôt mal. Il faut prendre ces notes pour ce qu'elles sont, c'est-à-dire incantatoires, mais de bonne foi.

Par souci de clarté sur les enjeux majeurs, ce texte ne se divise qu'en deux parties.

L'éducation émotionnelle

L'humanité moderne est une machine, elle a ses avantages et ses inconvénients. L'une des principales complications réside en sa tendance à l'auto-destruction émotionnelle. Celle-ci répand sa médiocrité intrinsèque sur le monde environnant, et le rend invivable.

On doit essayer, en priorité, de corriger ce rouage critique dans le développement psychologique et intellectuel des enfants / futurs adultes.

Rien ne peut contredire l'idée de proposer une éducation à la psychologie. Le plus tôt possible sera le mieux, de manière adaptée à chaque âge.

Une règle générale souhaitable sera d'éviter la niaiserie. On éduque aux émotions, pas à la sensiblerie.

La psychologie n'a quasiment rien à voir avec le développement personnel.

Il n'est pas évident de savoir dans quelle mesure cette éducation doit se faire au niveau scolaire ou au niveau familial. Un équilibre sera à trouver empiriquement entre les deux. Comme tout fait culturel, il intègre théorie et pratique.

Je vais prendre mon exemple, dans un cadre purement explicatif et non pas pour me plaindre.

Malgré mes études en psychologie du développement, je ne suis pas souvent en mesure de ressentir d'émotions à l'égard des autres. Je ne peux rien y faire. Ce n'est pas normal. C'est cependant commun. Cela a lentement disparu depuis mon enfance. Ce n'est pas une dépression au sens clinique du terme, c'est du dilettantisme au sein d'un monde insupportable. J'ai l'impression de vivre en salle d'attente.

La tendance très américaine d'être optimiste en toutes circonstances ressemble à un symptôme mystique de déni, et non un moyen de l'intelligence émotionnelle. Ce genre d'astuce est économiquement efficace. On peut considérer qu'elle est touchante, à certains égards. La réalité est qu'elle surajoute une source de déséquilibre individuel et collectif. Trouver une mauvaise solution à un problème, c'est ajouter un problème.

Le cerveau des très jeunes enfants bénéficie d'une neuroplasticité exceptionnelle. C'est une bonne nouvelle, à condition de respecter leur intégrité intellectuelle présente et à venir.

Il faut leur apprendre à modeler une conception vaste de l'existence, établie sur leur expérience (que l'enfant puisse progressivement la nommer dans ses nuances), mais aussi grâce à un enseignement plus vertical.

On privilégie les interactions sociales et la vie en extérieur. On essaie d'éviter la sorte de vie carcérale qui concerne de plus en plus d'enfants citadins, dont l'existence se borne à leur chambre, quelques trottoirs et leur école.

L'utilisation d'outils numériques ou d'écrans avant l'âge de 10-12 ans est inutile. L'accès modéré à des œuvres de fiction qualitatives est un compromis respectueux.

Les troubles cognitifs et émotionnels ainsi évités feront économiser des milliards de dollars à la société.

Évidemment, les innombrables entreprises qui font commerce de la distraction, et dont la rentabilité provient de la stupidité de masse, ne seront pas satisfaites.

Toutes les entreprises qui prospèrent sur l'addiction et l'imbécilité doivent être ridiculisées.

L'économie est la mise en relation de l'offre et de la demande. L'abrutissement de la demande par l'offre, c'est tricher avec les règles du jeu. Il faut rééquilibrer la situation.

La parentalité et les structures familiales

L'épreuve de la parentalité est globalement sous-estimée. C'est presque un tabou. Dans nos sociétés individualistes, les parents ont une charge élevée et font face à de nombreuses demandes contradictoires.

Une tendance à la culpabilisation, implicite, conduit, entre autres, à créer un mythe moderne, proche de celui du Père Noël pour adultes. Ce mythe prétend qu'un enfant est un moment magique permanent. C'est une fraude sociale.

Certains en ont conscience, et exagèrent dans le sens inverse, prétendant qu'avoir un enfant c'est être envoyé à la guerre.

On peut envisager de développer des structures, non pas institutionnelles, mais proto-familiales. Il y a une nécessité innée d'attachements multiples (une dizaine d'adultes en qui l'enfant a suffisamment confiance).

Cela doit aussi permettre une meilleure fluidité des relations inter-générationnelles, nécessaires à un peu d'harmonie au sein d'une société.

Cela permet enfin aux jeunes parents de se sentir moins seuls.

On ne doit jamais laisser une mère d'un enfant de moins de trois ans se débrouiller seule.

L'éducation dite positive propose quelques bonnes idées, mais génère une culpabilité excessive et une souffrance silencieuse du parent de bonne intention.

La validité scientifique des conclusions mises en avant dans les livres à succès dans le grand public est à ce sujet douteuse.

La bienveillance se justifie à double sens. De l'adulte vers l'enfant, et de l'adulte vers lui-même.

L'enfant n'en est pas capable en permanence. Il exagère quoi qu'on fasse, y compris dans son affection. Il lui arrive d'abuser de la bienveillance des adultes. Soit par immaturité, soit par envie de voir, soit par erreur ou pour d'autres raisons encore.

Un enfant qui crise a besoin d'un adulte qui ne rentre pas dans son délire, afin de percevoir la possibilité d'un cadre dans la vie.

La cordialité doit d'abord s'apprendre pour le parent envers lui-même. Puis du parent vers l'enfant. Ce problème est plus fréquent chez les mères que chez les pères. Aucune solution miraculeuse n'existe. On essaiera, pour commencer, d'éviter les dépressions sévères.

Depuis la fin du paradis, la mort est très mal tolérée. La transmission de la vie souffre de nombreuses raideurs. Les gens acceptent mal le vieillissement. Cela n'a pas toujours été le cas. Et cela entrave la cordialité évoquée plus haut.

De manière générale, il faut en terminer avec le jeunisme, qui est le signe d'une crise du sens de la vie, accentuée par l'ogre publicitaire qui reluque ses futures proies avec une vulgarité qui ne choque plus.

La structure humaine doit être assez ambitieuse pour donner envie.

Une société individualiste n'a aucun sens ; sa vanité déprime. Une société où seule compte la communauté est éventuellement plus rassurante, mais elle étouffe la créativité ; elle stagne au mieux. Il n'est pas certain que son horizon aplati apparaisse souhaitable. Il faut lutter contre la compétitivité carnassière et contre l'inertie.

Cela commence par le fait de cesser de croire aux solutions magiques.

Ces idées n'ont rien de révolutionnaire. Les idées sont des constructions collectives. C'est dans leur choix, dans la clarté de leur formulation et dans la capacité raisonnable à les mettre en œuvre suffisamment longtemps, que tout se joue.

L'homme n'a pas vocation à être un loup pour l'homme. Il faut se calmer.

24

Puisque le spermogarche voulait que je travaille deux mois dessus, j'avais attendu cinq semaines avant d'envoyer mon texte.

Après quoi, on ne me recontactait plus. Cela m'allait aussi. Je me reposais. Peut-être que mon rapport ne leur convenait pas.

Je ne percevais plus de revenus, mais l'argent gagné depuis deux ans, avait été assez largement économisé.

Clémence était survenue un début d'après-midi, je ne sais plus, environ trois mois plus tard. Elle était seule, le visage fermé.

Après quelques banalités, je lui avais servi un verre d'eau. Sa tentative de masquer son anxiété était dans l'ensemble ratée, et rendait la situation inconfortable.

– Jonathan, j'ai une question. Comment ça se fait que subitement plus rien ? Même pour les points vidéo chaque semaine ?

Je ne savais pas quoi répondre.

– Rien, je suis malade.

– Comment ça ? Depuis des mois ?

– Vercingétorix.

– Hein ?

– Nom scientifique du cancer de la verge.

– Gros con.

La blague était tombée à plat.

Elle était au-delà de la nullité, mais je n'avais pas honte. En tout cas pas devant une femme qui avait osé faire semblant d'être enceinte.

– Pardon.

– On t'a dit quelque chose ?

– À quel sujet ?

– Comment ça, à quel sujet...

– Je travaille sur autre chose, enfin toujours pour la même personne. Mais je dois pas en parler. En ce moment, je fais rien.

– Pas en parler. Autre chose, rien. Je comprends rien. Tu parles avec les autres mères ou pas ?

– Non.

– C'est pour ça que t'es de meilleure humeur...

– La vie est plus simple.

– On t'a dit pourquoi ?

– Parce que j'avais l'air fatigué. Et ils ont décidé de passer à autre chose. Je suis pas censé te le dire.

– On t'a rien dit sur moi ?

– Non, rien.

– J'ai créé des faux comptes sur Twitter et ailleurs depuis quelques mois. J'ai relancé le hashtag. Là, j'ai eu un message, je reçois plus de fric, jusqu'à fin des investigations. On me demande de me taire, en toutes circonstances.

– Comment ils sont remontés à toi ?

– Peut-être une panne de VPN.

– Combien de faux comptes ?

– Environ huit-cent. Il y a des moyens de gagner du temps. Des automatisations.

– Je croyais que tu trouvais l'idée débile.

– Je crois que tant que tu t'en chargeais, ça me délestait de ce poids. Bref, il faut pousser pour qu'un hashtag soit vu. T'as rien remarqué ? Depuis vingt jours ?

– Non. La vue d'un ordinateur a un effet repoussant.

— Des femmes ont répondu. Certaines ont commandé des tests ADN. Beaucoup positifs, sur le lien de parenté. Aujourd'hui, cent femmes se sont déclarées.

— On t'a menacé ?

— On m'a coupé la prime, c'est tout. Je suis pas la seule.

— Personne est venu te voir ?

— Non.

— Depuis un mois, t'as dit ?

— Plutôt deux, les premières mères.

— Je dirais qu'ils ignorent que ça part de toi. C'est peut-être un moyen de pression sur les autres qui voudraient rendre publique leur situation. Fais-toi oublier. Ne publie plus rien.

— C'est déjà ce que je fais.

— Et Arthur, il est où ?

— Chez ma mère.

— Comment il va ?

— J'ai pas envie d'en parler.

— Pourquoi ?

— C'est ton métier de savoir pourquoi.

— Je lis pas dans les pensées.

— Au début, je t'en ai voulu. Après, je m'en suis voulu à moi. Je viens avec un enfant de trois ans. Forcément ils sont bordéliques à cet âge. C'est pire de voir son gosse se faire rejeter plutôt que soi-même.

— J'ai rien contre lui.

— Ni pour. Je t'en veux pas, mais c'est douloureux. Je comprends, c'est pas ton enfant. C'est l'enfant d'un malade mental. Peut-être que ça explique que tu n'arrivais pas à te sentir proche d'Arthur.

Je ne voulais pas lui faire de peine. La présence d'Arthur m'insupportait. Peut-être que la moitié du temps, elle m'indifférait. Je ne voyais pas quoi y faire. Il me coupait de mes pensées. Même ses éternuements m'énervaient. J'étais désolé pour tout le monde.

Nous avions bavardé superficiellement, un moment encore. Clémence avait repris un train en fin d'après-midi. La froideur et la teneur somme toute factuelle de notre discussion avaient signé la fin de tout espoir. Ou plutôt, avaient confirmé sa mort antérieure.

25

J'avais suivi l'évolution manifestement bordélique de la situation.

De nombreuses mères qui avaient été à un moment en relation avec l'ONG *One Parent* avaient réalisé un test ADN pour leur enfant.

Elles découvraient que leurs gamins venaient du même père. Les mères avaient en commun un schéma assez similaire dans leur parcours de grossesse.

Elles avaient été approchées après s'être inscrites à une newsletter, ou avoir formulé une demande d'information sur la procréation pour les femmes célibataires.

Elles avaient dû répondre à des questionnaires, réaliser une batterie de tests. Au départ, c'était plutôt ludique. Sur la fin, les femmes encore en lice devaient se rendre à des entretiens privés avec des experts médicaux.

Au bout du processus, on leur avait payé la fécondation in vitro, plusieurs essais si nécessaire, leur promettant une prime mensuelle en l'échange d'un contrat qui ne respectait pas les lois du pays où elles vivaient.

Un mois après la visite de Clémence, on dénombrait mille-cinq cents enfants de zéro à cinq ans.

Un mois de plus, cinq mille.

L'Australie avait, en premier, décidé de faire passer un test ADN à ses enfants de moins de six ans. Beaucoup de pays avaient suivi.

On avait trouvé cent-douze-mille huit-cents quarante-trois enfants nés du même père. Les plus âgés avaient autour de neuf ans. Il y en avait un peu partout, sauf dans les pays aux régimes autoritaires, ou ceux où il y avait un risque géopolitique majeur avec les États-Unis.

Le spermogarche dépensait cinquante millions de dollars de primes par mois, sur la fin. Sans compter les frais annexes, par exemple payer mon travail.

Des gens étaient scandalisés. Certains prétendaient l'être. Il y avait probablement des jaloux. D'autres en profitaient pour élargir le périmètre de leur folie complotiste.

Une estimation circulait. Si chacun de ces enfants avait en moyenne 1,5 enfant par la suite, il y aurait environ trois-cents quatre-vingt mille descendants du même ancêtre, vivant à l'horizon 2100.

En 2200, il y aurait deux millions d'individus.

En l'an 2600, le milliard de descendants serait atteint.

Ensuite, il y aurait un problème de ressources sur Terre.

L'Américain avait fait la même chose que Gengis Khan, avec d'autres moyens. Selon les hypothèses, on estimait qu'en Asie, vivaient aujourd'hui entre un et dix millions de personnes qui descendaient de Khan.

Il s'appelait Nicholas Vaughn, il avait quarante-six ans. Il avait fait fortune en revendant une start-up dans la livraison à domicile de plats cuisinés, lorsqu'il avait une trentaine d'années.

Puis il avait créé un fonds de capital-risque, *Vaughn Ventures*, qui lui avait notamment permis d'investir dans

WhatsApp, racheté par Facebook plus tard. On voyait son nom apparaître dans Robinhood, ou Solana.

On estimait sa fortune à environ sept milliards de dollars.

Le temps que les tests soient réalisés, les juges réfléchissaient aux motifs légaux d'inculpation.

Des manifestations avaient eu lieu, mais les gens ne semblaient pas vraiment savoir contre quoi. On parlait de vampirisation de l'humanité par les ultra-riches. C'était peut-être un peu simpliste. Il existait une petite mode chez les *high net worth individuals*, ou une partie d'entre eux, consistant à avoir le plus d'enfants possible, mais personne d'autre, jusqu'à preuve du contraire, n'avait industrialisé le processus.

Après la crainte d'une forme de déclassement économique, beaucoup d'humains de la classe moyenne occidentale paraissaient souffrir de la peur d'un effacement.

Nicholas Vaughn avait été arrêté dans une petite maison aux Bahamas.

26

Ce n'était pas le vrai Nicholas Vaughn arrêté aux Bahamas. Il s'agissait d'un homme qui lui ressemblait beaucoup. Le *mâle hyperfertile*, ainsi qu'on surnommait celui que j'appelais le spermogarche, avait engagé un sosie.

Le travail de ce sosie était simple, vivre dans cette petite villa, se faire passer pour Vaughn pendant des années. Et se faire arrêter à sa place, le jour venu.

Pour Vaughn, il y avait l'avantage de ne pas inquiéter les autorités, et évidemment de voyager ou s'enfuir sous une autre identité.

Les autorités judiciaires l'avaient mal pris. Les gouvernements et les médias aussi. Une partie des réseaux sociaux commençait à en rire. Quelques gens, surtout des hommes, semblaient s'ennuyer et le prendre en sympathie.

Un millier de robots étaient apparus dans une cinquantaine de grandes villes aux États-Unis et en Europe. Ils portaient le visage de Vaughn.

On apprenait à cette occasion qu'on pouvait réaliser beaucoup d'idées absurdes avec un peu d'argent et une bonne imprimante 3D.

Vaughn avait tweeté qu'il n'y était pour rien. Un consensus existait sur ce point, il mentait.

Il était difficile de comprendre où il voulait en venir avec ce genre de performance artistique, si ce n'était envoyer le message *je m'en fous de votre colère, arrêtez de vous prendre au sérieux, vous êtes nuls.*

Son compte Twitter avait été suspendu. Cela n'avait répondu à aucun problème en particulier.

Beaucoup de robots s'étaient fait éclater, envoyer dans une rivière ou pendre à un arbre. Certains avaient été volés, ou revendus sur Internet.

Le sosie de Nicholas Vaughn avait été remis en liberté surveillée, tout en étant poursuivi pour entrave à la justice. Il prétendait qu'il était payé pour être gardien de villa, qu'il ignorait le programme du vrai Vaughn. On pouvait penser qu'il ne mentait pas, ou très peu.

Quelques enfants dont les mères étaient intervenues dans les médias, se retrouvaient pris pour cible par leurs camarades, s'ils étaient scolarisés. Il arrivait que des voisins aient des comportements ou paroles déplacés.

La menace d'un harcèlement guettait les cent mille enfants et leurs mères. Ou ceux sur qui planaient des rumeurs.

Je m'inquiétais pour les mères que j'avais suivies. Je ne disposais plus de moyen de parler avec elles, la messagerie avait été supprimée. Les autorités n'avaient pas pu y avoir accès, à mon soulagement.

Vaughn, dans l'ensemble, semblait gérer admirablement, sinon robotiquement, la situation.

J'hésitais à me rendre au Luxembourg. Mais pour faire quoi ? Je ne pouvais pas m'occuper d'eux. Ou peut-être que je ne voulais pas. Au fond, je n'hésitais pas, j'étais envahi de pensées parasites face à une situation impossible.

J'avais repéré quelques vagues moyens de traverser les frontières sans avoir à préciser mon identité, mais c'était compliqué de quitter l'Union européenne dans ces conditions.

Les jours passaient, des gens échafaudaient des rumeurs absurdes sur les enfants. Faute de nouvelle information claire, l'addiction aux réseaux sociaux démultipliait ses propres fantasmes contagieux.

En 1518, à Strasbourg, des centaines de personnes s'étaient mises à danser sans pouvoir s'arrêter, certaines jusqu'à l'épuisement et la mort. La cause de cet événement reste incertaine. Des théories évoquent une hystérie collective ou une intoxication alimentaire.

Le vingt-et-unième siècle avait démocratisé cette ambiance dansante, triste, bouffonne, effrayante, sans d'autre fin ni sens apparent que le décès invisible des individus.

27

Vaughn avait publié un texte sur les réseaux sociaux où il n'avait pas été banni, et un site internet, nicvaughn.com.

Le communiqué était accessible en une centaine de langues.

J'ai toujours su que j'allais me faire prendre. Je pensais d'ailleurs que cela se produirait plus rapidement. Les conséquences médiatiques de ce projet ont évidemment été anticipées.

Ne prenez pas personnellement ce que je vais dire. L'humanité n'est plus spécialement surprenante. Lisez-moi jusqu'au bout.

Si vous êtes trop fainéants, je peux résumer ma réponse : je n'ai pas de leçons à recevoir d'un monde qui autorise des "Kids No-Go Zone".

Ce que j'ai fait n'est pas illégal. C'est hors frontières du monde tel qu'il a été connu jusque-là, mais ce n'est pas illégal. C'est simplement nouveau. Nul doute que les États voteront rapidement des interdictions.

Les enfants sont là. Vous n'allez pas les tuer. Vous n'allez pas les blesser. Ce sont des humains, comme vous.

Contrairement aux rumeurs, ils n'ont pas été conçus pour dominer le monde, ils n'ont subi aucune modification génétique. AUCUNE.

Je suis prêt à laisser une équipe internationale indépendante vérifier ce que je viens d'avancer.

Toutes les règles de l'art de la médecine ont été respectées.

Je tiens à annoncer une chose importante.

J'ai négocié avec tous les pays dans lesquels mon programme a eu lieu. La partie concernant les fécondations s'arrête en échange de ma liberté et de mon engagement à m'occuper de ceux qui voudront que je m'occupe d'eux. Je serai plus utile dehors qu'en prison. Pour prouver ma bonne foi, une vasectomie a été effectuée.

Aucune mère n'a été laissée seule. Aucune ne sera laissée seule. Elles ont été suivies par plusieurs spécialistes. Les résultats montrent qu'elles vont (beaucoup) mieux que les mères célibataires en général dans le monde. Tout sera rendu public prochainement, il nous faut encore anonymiser les données.

La seconde partie du programme éducatif démarre, dans un lieu que je préfère ne pas dévoiler.

J'ai invité les mères et les enfants à construire une société.

Lorsque les conditions, notamment en termes de sécurité, seront définies, ce monde pourra s'ouvrir à de nouvelles personnes bienveillantes et motivées.

Ce n'est pas que je rejette qui que ce soit, c'est simplement que le système dans lequel évolue la civilisation occidentale (et les autres en général aussi, souvent en pire) est dans une impasse et que le temps presse. Je veux essayer autre chose.

Je ne suis pas un gourou. Cela ne m'intéresse pas. Un mode de gouvernance se mettra en place, je m'en éloignerai progressivement. J'irai jouer au billard, ce genre de choses.

Les gens prendront possession de ce monde, ils auront des enfants. Moi, non. Mon travail sera bientôt terminé, il aura été d'ouvrir une fenêtre.

Des équipes sont prêtes pour accueillir trente-mille enfants au fur et à mesure, cette année. Ces équipes sont prévues toutes disciplines confondues, de la scolarité à la santé. Il y aura à manger, à boire, des toits.

Des modalités de vie en commun ont été élaborées, en fonction notamment de ce que la recherche scientifique a découvert.

La sécurité sera assurée par un mélange humain-logiciel-machine.

Des protocoles stricts et robustes seront mis en place, grâce à la médecine génétique et l'intelligence artificielle, pour éviter tout risque de consanguinité pour les prochaines générations.

Nous prévoyons des modes de parentalité légèrement hors des normes actuellement répandues.

La bonne santé des enfants, sous tous aspects, sera notre priorité.

Pourquoi avoir voulu que les premiers enfants de ce nouveau monde descendent de moi ?

Honnêtement, je ne sais pas trop. L'idée m'est venue un jour. J'étais curieux de voir si elle était réalisable.

Il n'y a qu'à regarder l'état général du monde, il n'a rien de souhaitable.

Et il est là.

Je suis persuadé que les enfants sont heureux d'apprendre l'existence de la grande famille à laquelle ils appartiennent. J'aurais été heureux à leur place.

Cela réchauffe un peu, d'une certaine façon. Les liens du sang, cela fait désuet, ça existe quand même.

C'est une manière de rappeler que notre destin est commun, depuis toujours.

Les nations modernes telles qu'on les conçoit aujourd'hui sont nées au dix-neuvième siècle. Je pense qu'elles ne tiendront pas.

Nous est-il interdit d'essayer, aujourd'hui, autre chose ? On peut affirmer que oui, les États-nations nous l'interdisent.

Mais on peut pirater leur règne. Les humains aiment l'aventure. Enfin, la stabilité pour certains, l'aventure pour d'autres.

Je ne propose pas une solution. Je propose une ouverture.

Il y aura beaucoup de problèmes. Il y aura aussi au moins pour un temps des étincelles.

J'aimerais simplement qu'un jour les humains trouvent à nouveau une raison qui leur donne envie de se lever le matin.

Notre structure ne sera pas libertarienne.

Elle tentera de laisser la liberté d'apprendre, d'entreprendre, de s'exprimer et de maintenir un goût pour le sens commun.

Je promets une seule chose, chaque mère et chaque parent, pourra choisir le temps qu'il voudra passer à l'éducation de ses enfants et le temps passé dans ses activités professionnelles.

Nous ne serons pas matériellement riches. Les conditions de vie seront raisonnablement bonnes.

Ne venez pas si vous voulez reproduire le ridicule du monde en place : posséder plus que les autres, faire de votre nombril le centre de la Terre, gâcher votre existence.

Nous ne serons pas une société productiviste ou consumériste. Pas davantage communiste. La société se définira elle-même à l'intérieur de ces quelques bases.

Le premier objectif sera la solidarité.

Le deuxième, le troisième et tous les objectifs suivants, c'est vous qui les fixerez.

28

Le jour-même, j'avais reçu un courriel de Samuel. Il disait que j'étais le bienvenu dans leur nouvelle ville. L'emplacement exact me serait révélé sous réserve que je veuille participer à leur utopie. Le salaire serait modeste, Samuel n'avait pas précisé de montant.

En résumé, on passait d'un système établi sur la motivation financière à une autre, qu'on pouvait qualifier d'éthique. Cela, si on portait crédit au programme présenté. Et qu'on oubliait l'état de panique de nombreuses mères.

Dans tous les cas, je devrai quitter mon logement sous un mois. On ne pouvait plus me le louer, même au prix du marché.

Je serai logé gratuitement *là-bas*.

Je n'étais pas satisfait par leurs méthodes.

Après tout, j'étais un rouage. Je n'étais indispensable à rien ni à personne. Il y a peu d'humains dont l'inexistence aurait eu le moindre effet.

Il se trouve que j'étais là. Et je me sentais forcé. La réaction instinctive qui me venait était de dire non.

La réaction rationnelle était de poser des questions. Même si je n'imaginais pas obtenir de réponses probantes.

Ce projet présentait depuis le début des aspects de folie, d'espérance et de bouffonnerie. L'humanité pouvait se résumer intégralement en ces trois mots.

J'avais répondu à Samuel. J'avais donné une liste de quinze noms. Les femmes que j'aimais bien, ou celles qui méritaient une aide spécifique. Je voulais savoir où elles en étaient de leurs choix. J'avais ajouté que je désirais m'entretenir cinq minutes avec Vaughn.

J'espérais que cette seconde requête, manifestement exagérée, fasse que Samuel me transmettrait l'information que je voulais réellement, notamment au sujet de Clémence, sans y prêter trop d'attention.

Dix minutes plus tard, j'avais ma liste. Clémence était partie, elle était là-bas, avec Arthur. Six mères sur quinze étaient parties ou en instance de départ.

Quoi qu'ils aient su, ils avaient pardonné Clémence. Elle s'était précipitée là-bas. Je me disais qu'elle avait dû être affolée.

Beaucoup d'autres difficultés pouvaient s'imaginer là où elle vivait désormais avec Arthur.

Samuel avait ajouté que Vaughn pourrait m'accorder deux minutes le lendemain à 22 h 45.

29

Le lendemain soir, j'avais reçu un appel audio.

— Bonsoir, je vous écoute, avait commencé Vaughn.

— Oui, bonsoir. Je mets ma vie en jeu. Je voudrais des précisions. Comment vous allez assurer la sécurité des gens ? Des tarés à l'extérieur voudront venir tout casser. Pendant des années. Des décennies. Pour l'économie, vous fonctionnez comment pour éviter la faillite ?

— La ville est déjà là. En taille réduite. On accueille des femmes. Il y a environ cinq mille personnes. Je peux pas vous dire le lieu. Beaucoup étaient déjà là quand j'ai publié la lettre.

— Vous m'aviez dit Amérique du Sud.

— Pour la sécurité, on a des drones qui survolent le périmètre, certains sont armés. On a des robots de combat opérationnels même s'il faut les améliorer. On a des agents humains. Des outils de détection IA. Pour la politique, gouvernance provisoire que je préside le temps qu'on atteigne une taille critique, soit trente-mille personnes. Pour les transports, réseau de bus électriques, silencieux, qu'on espère automatiser d'ici à cinq ans sur un modèle de tramway. Deux minutes à pied maximum de chaque arrêt pour n'importe qui. Passage toutes les trois minutes. Santé gratuite. École gratuite. Logement gratuit. Tout est simple, mais fonctionnel. Les gens connaissent leurs métiers.

— Et l'économie ?

— Centrée sur l'innovation intelligente. Consommer moins, mieux. Pas de magasins de merde. Désolé Jonathan, je dois raccrocher. J'ai un rendez-vous qui est arrivé. Si j'ai répondu oui à votre demande, c'est que j'aimerais vous voir ici. Vous voulez venir ?

– Je sais pas.

– Vous êtes libre de repartir quand vous voulez. Ce sont les invitations à venir qui sont rares pour l'instant.

– Je vois.

– Beaucoup de gens sont sur Terre sans raison, ils rôdent sans but. Ils foutent la planète en l'air, le savent, et continuent. Ils n'ont rien à faire à part se gâcher l'existence les uns aux autres, s'inventer des problèmes complètement débiles. Des toupies de débilité. Ça finit un jour, en théorie. Ils veulent l'immortalité, pour faire quoi ? La survie de l'espèce finit par être en jeu. Mes intentions sont bonnes. Voilà, à bientôt, j'espère.

– Ok, au revoir.

Il avait coupé l'appel.

Il me restait vingt-huit jours avant de rendre l'appartement. C'était désagréable. J'avais l'impression que Vaughn avait jeté du poil à gratter dans ma tête. Aucune décision ne me paraissait rationnelle.

Il fallait choisir entre deux mondes fous.

Je ressentais une loyauté certaine pour ce que l'un, à savoir la France, m'avait transmis d'agréable, depuis mon enfance.

Je me sentais redevable à certaines mères.

Je me sentais proche d'une partie du discours de Vaughn. Je nourrissais néanmoins une sorte d'effroi devant la liste interminable des dangers qui s'annonçaient de manière certaine ou probable.

Les jours passaient. Je pensais souvent à une phrase que m'avait dite la jeune étudiante atteinte d'un cancer ORL, avant qu'elle ne meure, quelques mois plus tard : « Il y a beaucoup de choses, je les ai faites, pas parce que je voulais les faire. Je les ai faites, parce qu'en les faisant, j'espérais être aimée. »

Je ne savais pas vraiment pourquoi j'étais psychologue. Ce n'était pas pour être aimé, je crois. J'espère ne pas avoir été idiot à ce point-là.

Peut-être pour comprendre un peu un monde incompréhensible.

Éventuellement dans l'espoir de soulager quelques souffrances.

Je pouvais aussi évoquer le fait que je ne me sentais pas la capacité ou l'envie d'exercer la quasi-totalité des autres métiers qui existaient, en ayant conscience que c'était le cas pour la plupart de mes contemporains.

Le monde qu'on nous avait transmis était à la fois une exception historique remarquable et un nid à troubles psychologiques.

Nicholas Vaughn, c'était de belles promesses. C'était un type qui avait fait cent mille gosses dans le dos de l'humanité. C'était une forme de cocufiage déloyal. L'argument avancé dans son communiqué tenait du je-m'en-foutisme. Il prétendait avoir fait cent mille enfants cachés afin de voir ce que ça faisait. Ce n'était pas une motivation recevable. Soit il cachait la vérité aux autres, soit il se la cachait à lui-même aussi.

Je repensais souvent à notre première conversation. Il disait vouloir aider les mères seules. Ce n'est pas ce qu'il avait réellement fait. Il avait menti, par omission. Il fabriquait des mères seules, puis effectivement, leur apportait un soutien financier suffisant.

Il projetait de concevoir des lutins de l'espace. Quelles autres idées aberrantes pataugeaient au milieu de ces nobles déclarations d'intention ? Il m'emmerdait.

Je ne pouvais pas.

J'avais répondu par e-mail que je déclinais.

J'ignorais comment poursuivre ma vie. C'était aussi une forme de projet. Au moins les choses étaient ouvertes, aérées.

Enfin, c'est ce que j'aurais aimé qu'il se soit passé. Il n'y avait d'air nulle part.

Ce que je voulais, c'était vouloir quelque chose. Mener une vie qui aura été utile à la fin. On craint que cela paraisse puéril. On vit comme jeté en pâture et rapidement, à défaut de solution, on apprend à se taire.

Ce monde m'avait lassé, surtout les humains. Je ne leur en voulais pas vraiment. C'était au moins ça de pris, comme sentiment de vérité.

DU MÊME AUTEUR

Vingt-Quatre Sept, roman, 2016

Bienvenue dans un monde que personne ne comprend.

Cette œuvre littéraire assez expérimentale, saluée par Philippe Sollers dans la revue *L'Infini,* s'enroule en un tourbillon d'informations. Comme nos vies, depuis longtemps maintenant.

La rage pour rien, roman, 2023

« La seule chose qui m'étonne encore, c'est que le monde soit là le matin, que nous ayons ajouté un jour à la survie de notre espèce. »

Le roman s'ouvre peu avant septembre 2017.

Quelques attentats nationalistes secouent la France, motivés par la vengeance contre les attentats jihadistes.

Comment être athée, essai, 2023

Mêlant pragmatisme, humour et sens historique, ce bref essai interroge l'articulation de l'athéisme dans le contexte contemporain.

julienlezare.com
hymne.eu

Dépôt légal – octobre 2024

Printed by Amazon Italia Logistica S.r.l.
Torrazza Piemonte (TO), Italy

65330775R00063